感染症と国家能力

中国は新型コロナウイルス感染症とどう向き合ったのか

日本国際フォーラム叢書

[編著] 加茂具樹

一藝社

はじめに

２０２０年1月、中国の習近平指導部は、新型コロナウイルス感染症（ＣＯＶＩＤ－19）の感染拡大（パンデミック）という政策課題に直面した。湖北省武漢市に端を発した、感染症の世界的流行という公衆衛生上の危機である。指導部は、新型コロナウイルス感染症がもたらした危機に如何に対処したのか。

習近平指導部が、この危機を最優先の政策課題として認識したのは２０２０年1月20日であった。世界保健機関（ＷＨＯ）のテドロス・アダノム事務局長が、２０２０年1月30日に「世界的な緊急事態」、そしてパンデミックを宣言したのが２０２０年3月12日であった。あれから5年の時間が経過したことになる。

この新型コロナウイルス感染症の感染拡大は、世界各国で多くの犠牲を生んだ。感染拡大と対峙した各国の政府は、その対処の成果を以て政府の能力を測ろうとする国民の厳しい視線に晒されてきた。とくに権威主義国家の政府は、この危機への対処を統治の正統性に直結する課題と捉えた。中国においても同様である。感染拡大という危機は、中国の経済成長を揺るがし、中国の社会生活を混乱させ、統治体制に大きなストレスと緊張をもたらした。この危機は、体制の外から到来する他の危機と同様に、中国共産党による統治の強みと弱点、すなわち統治を検証するよい機会といってよい。

この指導部と感染症とのあいだのエピソードは、危機に対処する中国の政治指導者の特徴、政策課題の設定と政策の形成、政策の決定と実施、そして政策課題を解決するために社会資源を動員する官僚組織の実態を観察する手掛かりを提供する。本書が掲げる国家能力（state capacity）という概念は、先行研究の成果を踏まえ、国家（中央政府）が自らの意思や目標を現実に転化する能力と定義したい[1]。すなわち政策目標を実現するために官僚組織が社会資源を動員する能力、を意味する。

なお本書の国家能力という概念は、たとえば蒲島郁夫が定義するような、社会の選好に対する政府の応答能力という定義とは異なる。蒲島は政治システム論の分析枠組みを踏まえ、社会の選好に対する政府の応答の能力、そして応答のための政治制度を制度化する能力を「統治能力」と定義している。政府が政治参加をつうじて伝達される社会の選好に順応的に反応するとき、また社会が参加をつうじて政府と一体感を持ったとき、政治システムは安定するが、政府が社会の選好に拒否的に反応し、あるいは社会が政府に著しい不信感を持つようになると、政府と社会の間には緊張が高まってくるからである[2]。

中国の歴代指導部の政治運営を観察すると、社会資源の動員力としての国家能力も、政治参加の制度化という統治能力も、いずれについても指導部は政治的意義を理解していることがわかる。しかし、本書は習近平指導部の新型コロナウイルス感染症の感染拡大への対応の特徴が政治動員にあることに注目した。この時期の中国国内の新聞宣伝が、「人民戦争」や「総力戦」、「反撃戦」といった戦時を想起させる言葉を多用していた。中国共産党の建党から政権の奪取という中華人民共和国の建国に至るまでの歴史と、その後の国家建設の歴史を振り返ると、指導部と感染症とのあいだのエピソードにかぎらず、政治動員が中国共産党による統治の主要な手段であったことに気付く。

本書が取り扱うエピソードがさらに興味深いことは、２０００年春に当時の指導部がＳＡＲＳ（重症性呼吸器官症候群）の感染拡大を経験していたことである。新型コロナウイルス感染症という危機への習近平指導部の応答への理解は、ＳＡＲＳという危機への当時の指導部の応答と比較することによって深めることができるだろう。新型コロナウイルス感染症の感染爆発に対する指導部の対処は、その初動に手間取った。まるでこれを挽回するかのように、指導部はその後、「力強い指導力」を以て「感染症対策に大きな戦略的成果を収めた」と喧伝している。何がＳＡＲＳの対処と異なるのかという問題意識は、中国共産党による統治を検証する手掛りを提供してくれる。

本書は、２０２０年11月に開催された日本現代中国学会２０２０年全国大会が設けた分科会「新型コロナウイルス感染症と中国：一党支配の応答」に参加した報告者と討論者の有志、その後に公益財団法人日本国際フォーラムのもとで実施した研究プロジェクト「中国の対外行動分析枠組みの構築」の構成員による研究成果である。

日本現代中国学会全国大会の分科会での報告がおこなわれたのが２０２０年11月であったことから、本書の各章が分析対象として掲げた論点は、新型コロナウイルス感染症が感染を拡大させた初期から、その感染拡大を封じ込める持久戦の最中にある現指導部の政策においている。

新型コロナウイルス感染症の感染爆発という衝撃に直面した中国共産党による統治（一党支配体制）が、どのように応答したのか（感染爆発への対処、その後、どのような目標を掲げ、どのような政策を選択したのか）について、政治（第1章、第2章、第3章）、社会（第4章、第5章）、対外行動（第6章、第7章）の三つの側面から討論した。

第1章は、新型コロナウイルス感染症の感染拡大への習近平指導部の対応について、政策過程（政策課題設定、政策形成、政策決定、政策実施、政策評価）の分析枠組みを踏まえて整理し、政策目標を実現するために官僚組織が社会資源を動員する姿を論じた。第2章は、新型コロナウイルス感染症の感染拡大への指導部の対応を説明、評価するにあたって、国家能力（state capacity）という概念を中心に分析することの意義を論じた。指導部の政策展開とその帰結について、民主主義と権威主義という政治体制の違いに注目するだけでは分析に限界が生じること、その課題を克服するために国家能力という概念が必要なこと指摘するとともに、同概念の可能性と限界性を示した。第3章は新型コロナウイルス感染症が世界的な規模で感染拡大するなかで、指導部はその感染拡大を阻止する取り組みとともに、その成果を踏まえて、自らの統治の正統性を国内外に向けて喧伝した。こうした指導部の対外発信の実態とその意図について分析した。

第4章と第5章は、新型コロナウイルス感染症の感染拡大を阻止するために、習近平指導部が講じた具体的な措置を論じたものである。中国の基層社会における、国家による諸資源の動員能力の実態を示した。第4章の分析の焦点は社区におけるグリット・マネジメントであり、第5章の分析の焦点は、近年、指導部が「社会管理」という概念にかわって提起するようになった「社会ガバナンス」という概念の具体的中身と政策実装の実態である。

第6章と第7章は、新型コロナウイルス感染症の感染拡大を阻止するための習近平指導部の対応のなかで、対外行動に焦点を宛てた。第6章は2003年のSARSへの対処と2020年の新型コロナウイルス感染症への対処との比較をつうじて、習近平指導部の対外行動の特徴を論じた。第7章は第6章と同様の問題意識のもとで、とくに対豪州政策の比較を試みた。

なお本書は、指導部が感染拡大を封じ込める政策を転換するまでの過程（2022年12月26日に国家衛生健康委員会は、2023年1月8日から新型コロナウイルス感染症を中華人民共和国伝染予防治療法が定める法定伝染病の分類から外すことを決定）は、分析の対象には収めていない。また本書は、政策転換の過程で生じた指導部の政策を批判する社会運動、いわゆる「白紙運動」についても分析の対象にはしていない。本書の研究成果の母体となった研究プロジェクト「中国の対外行動分析枠組みの構築」が、感染拡大への対処という政策課題の設定、その政策課題を解決するための政策形成、政策決定、政策実施、政策評価の過程に置いていたからである。

しかしながら、感染拡大への対応策の転換にかかる政策過程や、その政策転換を促した要因として社会からの要求を政策決定者である指導部がどのように受け止めたのか、という問いは、本書が取り扱う、指導部と感染症とのあいだのエピソードにおいて重要な論点である。必要な資料が公開されるなど、今後、環境が整うときの研究に期待するものである。

本書を刊行するまでに多くの時間を要した。中国政治研究を取りまく環境が近年大きく変化するなかで、史資料の利用をめぐる課題を克服するために時間を要したという理由もあるが、ひとえに編者の能力不足による。関係者にお詫びをしたい。

本書の刊行に至るまでの研究の遂行にあたっては、公益財団法人日本国際フォーラム代表理事、理事長の渡辺まゆ氏、業務執行理事、常務理事の菊池誉名氏の理解と支援を得た。これまで研究の遂行に必要な環境を提供してくださっている。謝意を表したい。また本書の刊行にあたっては、株式会社一藝社会長の菊池公男氏、代表取締役社長の小野道子氏、編集担当の岡野琴美氏の理解と支援がなければ実現できなかった。学術出版にかかる事情が芳しくない状況において、あたたかく手を差し伸べてくださっている。『「大国」としての中国　どのように台頭し、どこにゆくのか』（２０１７年）、『十年後の中国　不安全感のなかの大国』（２０２１年）『中国は「力」をどう使うのか　支配と発展の持続と増大するパワー』（２０２３年）と継続して支援をいただいてきた。謝意を表したい。

令和七年四月

加茂具樹

【注】

1　王紹光・胡鞍鋼『中国国家能力報告』牛津大學出版社、１９９４年。なお、胡錦濤指導部のＳＡＲＳの感染拡大への対応に関する先行研究は、例えば以下のものがある。John Wong and Zheng Yongnian eds., 2004, *THE SARS EPIDEMIC: Challenges to China's Crisis Management*, Singapore: World Scientific Publishing Co. Pte. Ltd.

2　蒲島郁夫『政治参加』東京大学出版会、１９９８年。政府の統治能力が低ければ低いほど、政治参加によって伝達される社会の選好に政府は適切に応答できないので、そうした政府は政治参加を強権的に抑えようとする。物理的な強制力が十分高ければ、一定の期間、社会の要求を抑えることは可能であるが、ある一定限度を超えるとちょうど堤防が決壊するように政治参加は一挙に噴出し、政府と市民の緊張関係はいっそう高じてくるというのである。さらに蒲島は、統治能力の成長という概念を提起し、政治の歴史的展開の中心的論点を、次のように論じていた。興味深い整理なので引用しておきたい。「一般的に政府は、政治参加のチャネルを拡大し、異なる社会の選好を効果的に調整するという困難な決定を何度も経験することによって統治能力を高めることができるが、政府はそのような手続きを踏むよりも、政治参加の抑制、情報の非公開、政治的制裁に頼って効率的に国家を運営するという近道を選びたがる。政治の歴史は政治参加を抑制しようとする政府と、参加の権利を求める市民の葛藤の歴史と言っても過言ではない」。

目次

第7章　中豪関係の中のSARSと新型コロナウイルス感染症：
中国の対豪政策における「アメ」から「ムチ」への転換とその要因　山﨑周

第1章

感染症対策の政策過程と国家能力

加茂具樹

はじめに

２０２０年１月、習近平指導部は新型コロナウイルス感染症（ＣＯＶＩＤ-19）の感染拡大という重大な政策課題に直面した。[1] ２００３年の春に胡錦濤指導部が、同様の公衆衛生上の課題であるＳＡＲＳ（重症急性呼吸器症候群）のパンデミックを経験していたとはいえ、習近平指導部は突然に襲ってきた危機に向き合うことを強いられた。この不確実性という難題を克服するために指導部は、中央および各レベルの地方において、防疫策を実施するために必要な大規模な動員体制を構築した。

２０２０年１月から４月に武漢市で「封城」（都市封鎖）を実施したように、指導部は、感染検査の実施、感染者の隔離、および感染者に接触した者の把握と隔離をおこなうとともに、防疫策にかかるあらゆる財を全国的規模で統一的に管理する体制を構築した。中国国内の新聞報道は、指導部が動員体制を構築した直後から、「人民戦争」や「総力戦」、「反撃戦」、「戦〝疫〟」という戦時を想起させる言葉を積極的に報じた。戦争を意味する中国語の「戦役」（zhanyi）と、伝染病と闘うことを意味する「戦疫」（zhanyi）は、発音が同じである。これらの報道は、人々の感染症に対する印象を巧みに誘導しながら、危機を克服するためには全社会を動員して戦う体制を構築する必要がある、というナラティブを人々に滲透させることに貢献した。

初期の大きな混乱を経て、指導部が実施した防疫策は、感染拡大の阻止という点において、一定の成果を得たといってよい。以来、中国国内の報道は、指導部が施した防疫の成果を、中国共産党による一党支配という統治体制の強靱性や優位性を表しているというナラティブの構築にも活用してきた。

一方で、この防疫策に対する批判は少なくない。とくに、指導部は感染拡大を一旦は抑えたが、新型コロナウイルスの変異株が登場したことによって、複数の地域では感染者数の抑制に失敗し、大小の規模の「封城」が実施されてからは、指導部の防疫策に対する不満が繰り返し表出された。[2]そうした批判の声は習近平にも伝わっていたという報道もある。[3]２０２２年12月に指導部は、新型コロナウイルス感染症を中華人民共和国伝染病予防治療法が定める法定伝染病の分類から外し、２０２０年1月以来継続してきた防疫策の終了を決定した。[4]

指導部が実施してきた防疫策を如何に評価するか。この問いを、政策課題を解決するための中国の官僚組織（中国共産党と国家の官僚組織）の能力をめぐる問題として捉えることができるのであれば、本章の考察は、中国の国家能力（state capacity）という概念を検討する手掛かりを提供しているといってよい。

本章は、官僚組織の特徴を理解するために、新型コロナウイルス感染症の感染拡大への対処をはじめた時期（２０２０年1月から2月）の政策過程を分析する。この分析をつうじて本章は、感染拡大を防止するために現指導部が構築した指揮命令体制は、同様の危機であったＳＡＲＳに対処するために胡錦濤指導部が構築した体制とは異なることを明らかにする。指導部は、政策課題を解決するための官僚組織の能力という文脈において、より効果的に能力を発揮できる体制を構築しようとしたのである。そして本章は、指導部の取り組みの実態を踏まえれば、国家による社会的領域の諸資源を動員する能力という評価軸だけでは、中国の官僚組織の特徴の理解は不十分であり、新たに異なる評価軸を提示する必要があると主張する。

本章の構成は以下のとおりである。第Ⅰ節では本章の分析対象を確認する。すなわち、①指導部が感染拡大を防止するという政策課題を設定し、そのための防疫体制の構築にいたるまでの政策過程と、防疫体制を構築した後に、②感染拡大の防止に加えて、感染拡大によって滞っていた経済活動の復活と維持を政策課題に加える（政策転換）までの政策過程である。

この後、本章は第Ⅱ節、第Ⅲ節、第Ⅳ節において、国家による社会的領域の諸資源を動員する能力をかたちづくる官僚組織の特徴を把握するための論点を三つ提起する。第一は防疫策を実施するための指揮命令体制における、党と軍の関係である（第Ⅱ節）。第二は指導部が感染症感染者の増加という情報に接してから、直ちにこれを法定伝染病と認定していないことである。認定までに13日間を要した（第Ⅲ節）。第三は、政策課題の調整である。当然のことではあるが、指導部は当初、自らの政策課題を感染拡大の防止とした。しかし後に指導部は、これに経済活動の復活を加えた。その経緯を分析する（第Ⅳ節）。以上の分析をつうじて本章は、中国の官僚組織の特徴を理解するために必要な分析枠組みを示す。

Ⅰ　政策課題を設定し、防疫体制を構築し、政策課題を調整する

新型コロナウイルス感染症の感染拡大を防止する。この政策課題を解決するために習近平指導部は、まず防疫を施すための指揮命令体制の構築に着手した。本章の分析対象は、指導部が防疫体制を構築し、この体制の下で防疫策を実施してゆく政策過程である。具体的には、２０２０年1月から2月である。

　なお政策過程分析をすすめるうえで本章は、政策過程を段階的に捉え、政策課題設定、政策形成、政策決定、政策実施、そして政策評価の五段階に区分する（**図1**）。この五段階の政策過程は、循環する過程である。「循環」とは、政策評価の結果、設定した政策課題の要求を満たしていれば政策は終了するが、もし満たしていなければ新しい政策課題が設定されて政策過程は持続することを意味する。

　２０２０年1月7日に指導部は、新型コロナウイルス感染症の感染拡

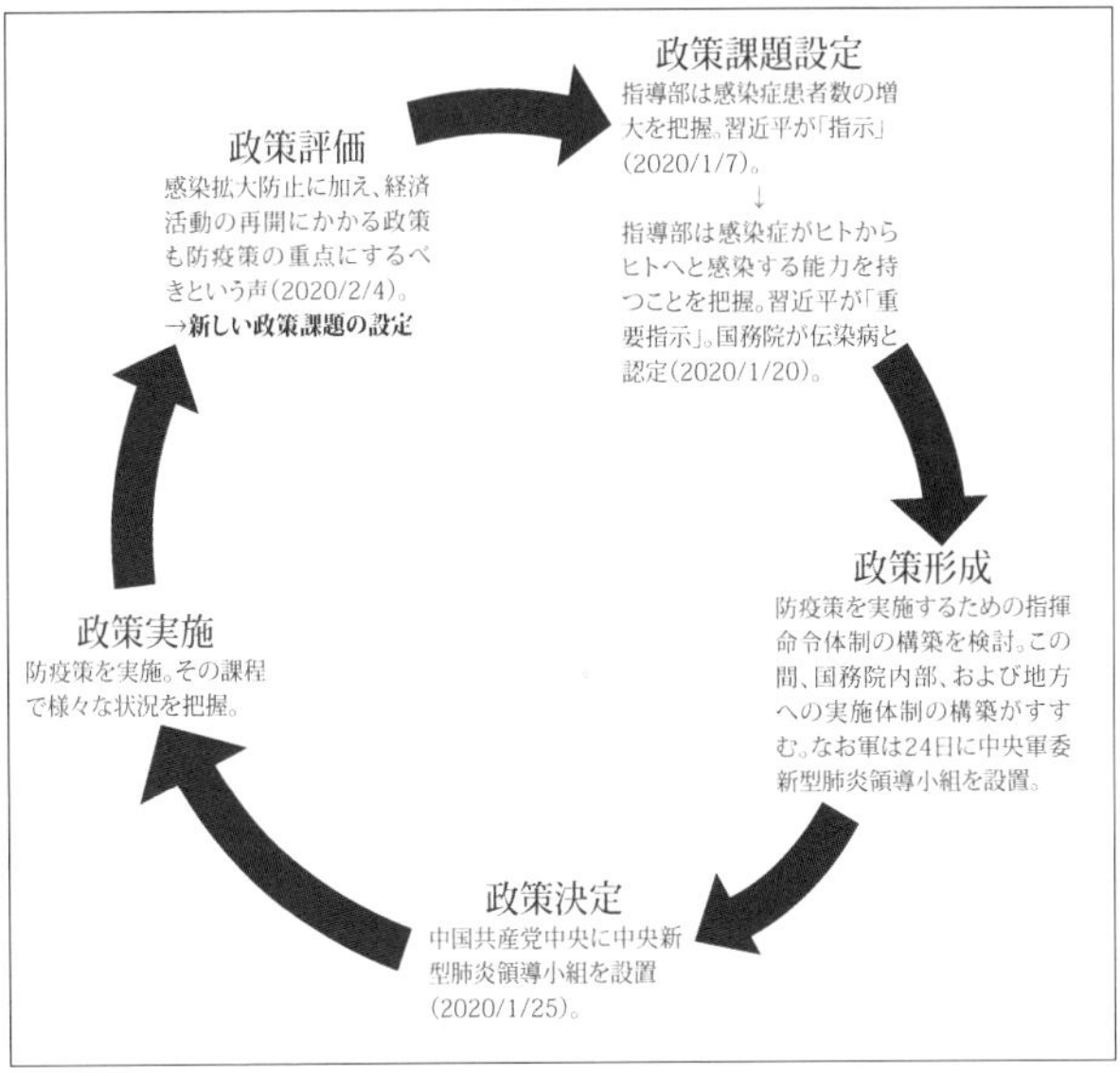

図１　政策課題を設定し、防疫体制を構築し、政策課題を調整する　※筆者作成

大を把握し、同1月20日にその防止を政策課題と設定した。本章は、この過程を政策課題設定の段階とよぶ。政策決定者の眼前には様々な社会問題が散在している。政策決定者は、問題解決の優先順位を設定し、順位の高いものを選択して、自らの政策課題と位置付けるのである。

２０２０年1月7日に指導部は、武漢市において新型コロナウイルス感染症の患者数が急速に増大していることを把握した。[5] 後述するように、この時の指導部は、感染者数の増大は知っていたものの、早急に対応を要する政策課題と捉えていなかった可能性が高い。指導部が、その防止を政策課題として明確に位置付けたのは２０２０年1月20日のことである。同日、指導部は新型コロナウイルス感染症がヒトからヒトへと感染する能力をもつ感染症であることを確認し、これをうけて習近平は、その防止を全力で取り組む政策課題であると捉える「重要指示」を発した。この「重要指示」を踏まえて、同日に国務院は新型コロナウイルス感染症を中華人民共和国伝染病予防治療法が定める法定伝染病と認定した。これが本章における政策課題設定である（この経緯については本章第Ⅲ節で詳述）。

1月20日に指導部は、感染拡大の防止を政策課題と設定した後、防疫策を実施するために必要な指揮命令体制を形成するための検討に入った。本章はこれを政策形成の過程とする。

1月25日に指導部は、中央新型コロナウイルス感染肺炎疫病対策領導小組（以下、中央新型肺炎領導小組）を設置した。同小組は、感染拡大の防止という政策課題を解決するために、防疫策の実施にかかる党と国務院の部や委員会（いずれも省に相当）間の利害調整と意思決定、政策実施の調整を担う組織として、党中央政治局常務委員会の下に設置された。この小組の設置が、本章における政策決定である（小組については本章第Ⅱ節で詳述）。

この後に指導部は、２月４日に開催した中央政治局常務委員会において、政策課題を調整した。1月25日の中央新型肺炎領導小組の設置後、指導部は収集した情報を踏まえて政策評価をおこない、感染拡大によって滞っていた経済活動の復活と維持を新しい政策課題と設定し、防疫とともに指導部が取り組む政策課題に加えたのである（この経緯については本章第Ⅳ節で詳述）。

習近平指導部は、この後3年にわたって、「感染拡大の防止」と「経済活動の復活と維持」という、相反する政策課題を同時に追究する方針を堅持した。そして２０２２年12月26日に国家衛生健康委員会が、２０２３年1月８日から同感染症を中華人民共和国伝染予防治療法が定める乙類甲管から乙類乙管に調整することを決定（新聞報道によれば、同年12月22日に中央政治局常務委員会会議は同方針を承認した）し、この政策は終了した。[6]

Ⅱ　防疫体制のなかの党と軍

２０２０年1月20日に、中国共産党中央委員会総書記である習近平は「重要指示」を発した。この後の指導部は、感染拡大の防止を実施するための指揮命令体制の検討に入った。これが政策形成の段階である。

国務院総理の李克強は、1月20日に閣議に相当する国務院常務会議を開催し、具体的な防疫策を講じるよう各部門に要求した。[7] 報道によれば、李克強は五つの要求を示した。

すなわち、第一に新型コロナウイルス感染症を伝染病管理の対象とし、その防疫のために部門横断的な体制を構築すること、第二に防疫実施の責任は地方が負うことである。そして、深刻な感染拡大地域である武漢市に対して厳格な防疫を実施することを求めた。第三は、早期発見、早期報告、早期隔離、早期治療、集中治療のために資源を動員すること、第四は、防疫にかかる情報公開と透明性の堅持と世界保健機関（ＷＨＯ）と関係国、香港および澳門との意思疎通を強化すること、第五は感染症に関する病理研究をすすめ、感染症患者の増大を阻止するための科学的な取り組みを強化すること、である。李克強が示した方針は、感染症の感染拡大を如何に防止するのか、に重点があった。

習近平の「重要指示」と李克強の要求をうけて国家衛生健康委員会は、1月20日に伝染病予防治療法の規定にもとづいて新型コロナウイルス感染症を法定伝染病と認定し、その防疫策の実施を担当する政府部門の代表が構成する新型コロナウイルス感染症対処領導小組（新型冠状病毒感染症的肺炎應対処置工作領導小組）を編成し、地方政府の政策実施を指導する体制を構築した。[8] 同日、武漢市に対して市場閉鎖や空港、駅、埠頭での防疫体制の強化等、厳格な防護措置を講じるよう指示したのは、同小組であった。1月23日に、武漢市新型コロナウイルス感染症対処指揮部（武漢市新型冠状病毒感染症的肺炎疫情防控指揮部）が「封城」を決定した。[9]

1月20日に国務院はまた、国務院新型コロナウイルス感染症の感染拡大の防止と管理のための共同対策業務メカニズム（国務院應対新型冠状病毒感染的肺炎疫情聯防聯控工作機制）を設置した。設置にあわせて国務院副総理の孫春蘭が共同対策業務メカニズムのテレビ会議で講話をおこない、同メカニズムは、孫の指揮下に置かれることが明確にされた。[10]
防疫策の実施にあたって軍は重要な役割を担っていた。軍が防疫に必要な物資の輸送を担い、軍が医療従事者の供給源であった。1月24日に中央軍事委員会は、感染症の感染拡大を防止するための連携機構として中央軍委新型肺炎領導小組（中央軍事委員会應対新型冠状病毒感染肺炎疫情工作領導小組）を設置した。[11] そして同日に、中央軍事委員会が批准した後に、上海、重慶、西安の三都市で動員がかかり、それぞれ150人、合計450人の医療部隊が武漢市に軍用飛行機で移動していた。[12] 20日の習近平の「重要指示」の後、同日に国務院において、そして24日に人民解放軍において防疫の実施体制が構築されたことになる。中国国内の新聞報道は、軍が「全人民の防疫戦の後ろ盾である」と題する記事を配信した。[13] 防疫策の実施にあたって、軍の存在が不可欠であることを強調した報道である。
中央新型肺炎領導小組の設置は、この後の1月25日である。[14] なお同小組は湖北省など感染拡大が深刻な地方に対して「指導チーム」（指導組）の派遣を決定した。同小組が国務院と軍の防疫実施体制が構築された後に設置されたことは、この党組織に求められていた政治的機能を示唆していよう。防疫策を実施する個々の組織を全て包摂して指揮する臨時の党組織として期待されていたといってよい。
指導部が設置した、防疫策の実施にあたっての指揮命令体制にかかる特徴を表す言葉が「集権」である。指導者の発言や公式文書において繰り返し提起されてきた「習近平総書記の党中央と全党の核心としての地位」や「党中央の権威と集中統一領導の断固擁護」、「党政軍民学、東西南北中、党が一切を領導する」という言葉のとおり、指導部は集権的な指揮命令体制の構築を志向した。それは、1月28日に世界保健機関（WHO）のテドロス（Tedros Adhanom Ghebreyesus）事務局長との会見での習近平の発言――「私は感染拡大防止について全面的な手配を決定し、中央新型肺炎領導小組を設立した。私が統率し、指揮をして各地の感染防止への取り組みを指導する」――に体現されている[15]。

この集権性は、2003年春、同様の公衆衛生上の課題であったSARSの感染が拡大した際に、当時の指導部が構築した指揮命令体制と比較すると一層に顕著である。当時の胡錦濤指導部は、SARSの感染拡大を防止するための中枢組織として国務院防治非典指揮部を設置した（**表1**）。

習近平指導部は、中央新型肺炎領導小組を中央政治局常務委員会の下に設置した。一方で胡錦濤指導部は、国務院防治非典指揮部を国務院に設置した。防疫策を指揮命令する組織を党中央に設置する場合と国務院に設置する場合を比較すると、その政治的意味は異なる。両指導部の防疫体制を比較したとき、いま一つの顕著な違いは党と軍の関係であった。党から軍への指揮命令系統の出発点に違いがあった。

新型コロナウイルス感染症対策のための軍の動員も、SARS対策のための軍の動員も、いずれも中国共産党中央軍事委員会主席であり国家中央軍事委員会主席でもある政治指導者の批准が必要である。新型コロナウイルス感染症の防疫策に関しては、中央委員会総書記であった習近平であった。習近平は中国共産党中央軍事委員会主席であり、国家中央軍事委員会主席として軍の動員を決定した。一方でSARSの際は、胡錦濤は中央委員会総書記であったものの、中国共産党中央軍事委員会主席でも、国家中央軍事委員会主席でもなかった。２００２年10月に中央委員会総書記を辞した江沢民が、依然として、その地位に就いていた。したがって当時の軍は江沢民の指揮下にあった。人事配置を踏まえて党と軍にかかわる指揮命令の実態を評価するのであれば、新型コロナウイルス感染症の時は両者は一体であったが、ＳＡＲＳの時は一体ではなかったということになる。

表１　防疫体制の比較（SARSと新型コロナウイルス感染症）

SARS防疫体制	**国務院防治非典指揮部（2003年4月23日設置）**
	第1回会議で温家宝国務院総理が重要演説
	総指揮　呉儀（衛生部部長、副総理） 副総指揮　華建敏（国務院秘書長） 高強（衛生部常務副部長）、馬凱（国家発展改革委員会主任）、吉炳軒（宣伝部常務副部長）、戴秉国（外交部副部長）、田期玉（公安部常務副部長）、王岐山（北京市代理市長）、李長江（国家質量監督検査検疫総局長）、徐冠華（科学技術部部長）、劉堅（農業部副部長）、周済（教育部部長）、徐紹史（国務院副秘書）
	党と軍の関係 ・胡錦濤は中国共産党中央委員会総書記 ・江沢民は国家中央軍事委員会主席、中国共産党中央軍事委員会主席
新型コロナウイルス感染症防疫体制	**中国共産党中央新型肺炎領導小組（2020年1月25日設置）**
	第1回会議で習近平総書記が重要演説
	組長　李克強（中央政治局常務委員、国務院総理） 副組長　王滬寧（中央政治局常務委員、中央書記処書記） 丁薛祥（中央政治局委員、中央書記処書記、中央弁公庁主任）、孫春蘭（中央政治局委員、国務院副総理：女性児童、教育、医療衛生、退役軍人等担当）、黄坤明（中央政治局委員、中央書記処書記、中央宣伝部部長、中央精神文明建設指導委員会副主任）、蔡奇（中央政治局委員、北京市党委員会書記）、王毅（中央政治局委員、国務委員、外交部長）、肖捷（国務委員、国務院秘書長）、趙克志（国務委員、公安部長）
	党と軍の関係 ・習近平は中国共産党中央委員会総書記、中国共産党中央軍事委員会主席、国家中央軍事委員会主席

※筆者作成

この実態についての理解を支える資料が一つある。２００８年５月の汶川大地震への軍の対応を明らかにした『解放軍報』の報道である。[16] 当時、江沢民は、すでに中国共産党中央軍事委員会主席と国家中央軍事委員会主席の職を退いてから３年が経過していた（中国政治において、中国共産党中央軍事委員会と国家中央軍事委員会の構成員は、これまで一貫して同一人物が務めていた。以下、煩雑さを避けるため、中央軍事委員会と表記する）。それぞれ２００４年９月、２００５年３月に辞職していた。にもかかわらず２００８年５月に発生した汶川大地震の災害救済活動においても、江沢民は軍の命令指揮体制に組み込まれていたようである。当時、済南軍区司令員で、後に中央軍事委員会委員となった陳炳徳は、自らの回顧録のなかで、災害救援活動の実施にあたって胡錦濤中央軍事委員会主席と中央軍事委員会首長に指示を仰いでいたと語っていた。この首長とは江沢民である。

中央新型肺炎領導小組は、防疫策の実施にかかわる共産党中央と国務院に横断する複数の部門で構成された。同領導小組の組長は国務院総理であり中央政治局常務委員の李克強が、副組長は中央政治局常務委員で筆頭の中央書記処書記である王滬寧が務めていた。[17] そして以下、同小組の構成員は、中央政治局委員で中央書記処書記でもあり、中央辦公庁主任でもある丁薛祥と、中央政治局委員で医療衛生や教育、退役軍人に関する実務を担当している国務院副総理の孫春蘭、中央政治局委員で中央書記処書記でもある中央宣伝部長の黄坤明、中央政治局委員で北京市党委員会書記の蔡奇、国務委員兼外交部長の王毅、国務委員兼国務院秘書長の肖捷、そして国務委員兼公安部長の趙克志であった。防疫策の実施主体である、医療衛生、宣伝、外交、公安と首都である北京を担当する党と政府の複数の部門の責任者が名を連ねていた。

国務院副総理である孫春蘭は、中央新型肺炎領導小組の事務機構であり、湖北省武漢市に駐在して現地での政策実施役を担っている中央新型コロナウイルス感染肺炎疫病対策領導小組指導組（中央新型肺炎領導小組指導組）の組長であり、孫が防疫策の実施にあたって中心的な役割を担ってきた。

中央新型肺炎領導小組の設置後、王毅外交部長、趙克志公安部長、黄坤明宣伝部長の活動が、それぞれ報じられている。こうした報道をつうじて、指導部が防疫のために取り組まなければならないと考えている課題の中身を把握することができる。[18] 指導部は、中央新型肺炎領導小組を構成する各部長や委員会主任が主催する会議をつうじて、防疫策の実施の状況や、その実施過程で発見した新しい課題等についての情報の収集をおこなったはずである。

政策調整という観点を踏まえれば、国務院防治非典指揮部は中央新型肺炎領導小組と比較して非力な組織であったと評価してよいだろう。国務院防治非典指揮部に参加していた党と国務院の部や委員会は、同指揮部に副部長（副大臣）級を派遣していた。中央新型肺炎領導小組は党と国務院の関係する部門からの参加があり、いずれも部長級であった。なおSARSに際して、中央新型肺炎領導小組のように、党中央に指揮命令組織が設置されたという報道はない。「ばらばらな権威主義」といわれる現在の中国の官僚組織に関する特徴を踏まえたとき、[19] 国務院に設置された組織が、防疫策の実施にあたっての調整役を担うことは容易ではなかったはずである。

ＳＡＲＳの際の防疫体制は、新型コロナウイルス感染症の際の防疫体制と比較したとき、党と政府の関係、党と軍の関係という文脈において、明らかに分断的であった。同様の公衆衛生上の課題に直面した習近平指導部と胡錦濤指導部が、異なる命令指揮体制を組んだことは、国家による社会的領域の諸資源を動員する能力をかたちづくる官僚組織の特徴を理解するうえで、重要な示唆を与えている。習近平指導部は、胡錦濤指導部の轍を踏まないように、党の組織紀律を積極的に活用し、党の権威に依拠して政策調整と政策実施を推しすすめようとしたという、仮説を立てることができよう。

Ⅲ 政策課題を設定するまでの13日間

公式報道によれば習近平は、２０２０年1月7日に開催された中央政治局常務委員会会議で新型コロナウイルス感染症の感染者の増大に対処するよう「指示」を出した。ただし、「指示」の存在は、1月7日の翌日の新聞報道で明らかになったのではない[20]。それは、2月15日に刊行された『求是』誌が掲載した「中央政治局常務委において新型コロナ感染症対策を検討した際の講話」であった[21]。1月7日から1か月以上も後のことである。当初、中国の新聞報道は、習近平が「重要指示」を発した1月20日が、指導部の初動であったように報じていた。

では、1月7日の「指示」から1月20日の「重要指示」までの13日間の時間を私たちはどのように理解すればよいのか。1月7日の時点で指導部は、武漢市で感染症の感染拡大が発生したことを把握していたが、これを伝染病予防治療法の規定にもとづいて法定伝染病と認定することはしなかった、と理解することがよさそうである。指導部は、感染症患者の増大を把握してから、それが法定伝染病に認定すべき感染拡大であると認定するまでに13日間を要したと考えてよいだろう。

先行研究によれば、指導部は、1月7日の中央政治局常務委員会会議において、すでに武漢市をふくむ湖北省で新型コロナウイルス感染症が流行しているとの情報に接し、指導部内で問題意識を共有するとともに、習は同問題への対処を国務院総理である李克強に指示していた。[22]

なお、公式報道によれば、この日の会議の主要な議題は、中央政治局常務委員会委員が、それぞれ主担当している機関の活動を中央委員会総書記に対して報告することであった。[23]この「報告」は、2015年1月にはじめて報道されてから、現在まで毎年1月にされてきた。そして2017年10月に第19期中央委員会が選出された直後に開催された中央政治局会議は、この報告の実施を明文規定したと目される「中共中央政治局の党中央集中統一領導の強化と擁護に関する若干の規定」（規定）を承認していた。[24]習近平指導部が積極的にすすめる、「党中央の権威と集中統一領導の断固擁護」という習近平と指導部に政治的権威と権力を集中させる取り組み（制度化）の一環である。公式報道によれば、この「規定」と同様のものが、2022年10月に第20期中央委員会が選出された直後の第1回目の中央政治局会議においても承認されたようである。[25]

1月7日の会議で李克強は、国務院党組書記の名義で、自らが所管する国務院の活動を習近平に報告していたはずである。この際に習近平は、新型コロナウイルス感染症の感染者数の増大に対応するよう李克強に「指示」したのだろう。

しかし、1月7日時点の習と同指導部は、感染者数の増大をいくつかある政策課題の一つとして認識していたに過ぎなかったのだろう。[26] 香港紙の報道によれば、感染拡大に対応するように「指示」がおこなわれた一方で、「まもなく迎える春節の雰囲気を損なわないようにするべきである」という発言があったという。この報道が正確だとすれば、この時点で指導部の手元には、法定伝染病と認定するために必要な判断材料はなかったのである。この1月7日の後に指導部は、関連する様々な情報に接し、ようやく1月20日になって新型コロナウイルス感染症を伝染病予防治療法の規定にもとづいて法定伝染病と位置付け、これに対処する必要性があると認識し、「重要指示」を発したと考えられる。

この仮説は、この間の習近平の行動からも傍証を得られる。1月7日以降、習近平の活動は、連日、公式メディアで報じられている。1月13日には第19期中央紀律検査委員会第4回全体会議で重要講話をおこない、16日には中央政治局会議を主宰していた。[27] その後、17日から18日までミャンマーを訪問している。この時期の指導部が、感染者数の増加をどのように認識していたのかを捉えるもう一つの手掛かりは、このミャンマー訪問である。

習近平のミャンマー訪問は国交樹立70年を記念した活動であった。[28] 当時はまだ実現の可能性が論じられていた習近平の日本訪問の目的と同じように、中国は近隣諸国との安定した関係構築の一貫としてミャンマー訪問を位置付けていたと考えてよい。

2018年9月、中国とミャンマーは「中国ミャンマー経済回廊連合委員会第1回会議」を開催したように、両国は経済関係の強化に努めてきた。[29] その一方で両国の国境地域の政情は不安定であった。[30] ミャンマー訪問後の19日から21日まで、習近平は雲南省内を視察し、同地に駐屯する人民解放軍部隊を視察している。[31] 中国とミャンマーとの重要な政策課題である両国の国境地域の安定をめぐって、軍は重要なアクターだからである。そうした複雑な両国関係の安定を促す施策として、習近平のミャンマー訪問が位置付けられていたのだと思われる。

中国の指導部は、重要な国内問題が発生しているときは、首脳の外国訪問を延期することも辞さない、と理解されている。例えば、１９９８年９月上旬の予定であった江沢民の訪日を、国内での水害発生によって延期したことがある。また、２００９年７月にウルムチで大規模な民族間の衝突が発生した際、胡錦濤はイタリアで開催される予定のＧ８サミットへの出席を取り止め帰国している。[32] こうした過去の経験を踏まえれば、１月７日の指導部は、新型コロナウイルス感染症の患者数増大の報に接してもなお、習近平のミャンマー訪問を取り消すほどの切迫した課題だとは認識していなかった、と理解してよいだろう。１月７日から20日までの間に、習近平が講話を発する機会は数多くあったが、公式報道によれば新型コロナウイルス感染症の感染拡大に言及していない。１月７日以降、20日までの中国指導部は、感染症感染者の動向には警戒しつつも、注意深く情報収集することに関心のレベルを留めていたのである。こうして習近平が「指示」を発してから、「重要指示」を発するまでに13日を要した。

なぜ1月20日に習は「重要指示」を発したのか。『人民日報』の報道によれば、当日の習近平は雲南にいた。北京を離れていた時期に「重要講話」を発表したことは、指導部がこの日（あるいは直前）に、急遽、新型コロナウイルス感染症の感染者数増大への対処を重要な政策課題と判断したことを示唆していよう。[33]

武漢の「封城」が解除された後に、「封城」という政策決定の妥当性についての中国国内向けに説明を試みたと思われる報道によれば、1月20日の直前に指導部は、新型コロナウイルス感染症に「ヒトからヒトへ感染する」能力があるという、新しい情報に接していた。

中国国内の報道によれば、2019年12月末以来、「ヒトからヒトへの感染」の可能性をはじめ感染症の性質をめぐって、武漢市の医療関係者の認識と武漢市の公式発表との間には大きな相違があった。[34] 2019年12月30日に武漢市衛生健康委員会は、武漢市内の複数の病院が提出した感染症に感染した患者数の増加に関する報告をうけて、原因不明の感染症に関する緊急通知を発していた。そして2020年1月1日に国家衛生健康委員会は新型コロナウイルス感染症対処領導小組を設置していた。

しかし、公式発表として「ヒトからヒトへの感染」が明確に語られたのは、1月20日夜に国家衛生健康委員会の高級専門家チームでトップを務める鐘南山氏が、中国中央テレビのインタビューで、18日に武漢を訪問したことに言及しつつ、「既にヒトからヒトへの感染がはじまっている」と発言したときであった。[35] 感染が拡大していた現場で、感染症に関する情報を発信する役割を担っている武漢市衛生健康委員会は、2019年12月31日に、「ヒトからヒトへの感染を示す証拠はなく、医療関係者への感染も発生していない」と発表していた。これ以来、同委員会は、発信内容を大きく変化させなかった。1月16日の同委員会の発表は、「ヒトからヒトへの感染の明確な証拠はまだなく、可能性は排除できないものの、そのリスクは比較的低い」へと変化していた。なおこの時、医療関係者の感染について委員会は、12月31日の情報発信とは異なり言及をしなかった。このことは、この時点で、医療関係者に感染者が発生したことを認めたといえようが、それでもヒトからヒトへの感染リスクに関する同委員会の見解は、指導部がその情報に接した直前の1月20日の未明まで変化しなかった[36]。

なぜ、ヒトからヒトへの感染リスクに関する武漢市衛生健康委員会の発表と現場の医療関係者が抱いていた認識は異なったままだったのか。その理由は明確ではない。様々な、憶測的な説明がある。例えば、1月11日から17日まで武漢市が所在する湖北省政治にとって非常に重要な政治行事である湖北省人民代表大会と中国人民政治協商会議湖北省委員会会議が開催されようとしていたから、という報道もある。当時、武漢市において、感染症に関する情報の発信は厳しく管理されていたことは明らかである。例えば武漢市公安局は、李文亮医師をはじめ8人が新型コロナウイルス感染症はＳＡＲＳと同様にヒトからヒトに感染する可能性があるとソーシャルメディアをつうじて発信したことを、「根拠のない情報を流布させた」として、訓戒処分としていた[37]。

いずれにせよ、1月18日に武漢に派遣された国家衛生健康委員会の高級専門家チームが指導部に新型コロナウイルス感染症に関する情報（新型コロナウイルス感染症にヒトからヒトに感染する能力があること）を伝えた結果、指導部は、その感染拡大防止を最優先の政策課題と設定したのである。報道によれば、武漢に派遣された専門家チームは19日に武漢で内部検討会を開催し、感染症を中華人民共和国伝染予防治療法が定める「乙類甲管」とするべきであるという意見を国家衛生委員会に報告した。この報告を踏まえて同委員会は、20日の朝に、健康衛生問題を主管している孫春蘭国務院副総理に対して報告を挙げ、直ちに、同日午前に開催されることになっていた国務院常務会議は、この問題を議題に加えたという[38]。そして国務院常務会議において報告を聴取した李克強国務院総理は、席上、習近平の「重要指示」を伝達するとともに、防疫策の実施に関する指示を発し、国務院は新型コロナウイルス感染症を中華人民共和国伝染病予防治療法が定める法定伝染病と認定したのである。同日午後には、国務院新型コロナウイルス感染症の感染拡大の防止と管理のための共同対策業務メカニズムの電話会議が開催された。

指導部が、感染症の防疫にかかる政策課題を設定するために、なぜ13日という時間を費やしたのか。その理由は明らかではない。ただし、そこには興味深い官僚組織上の特徴を見出すこともできる。すなわち、「ヒトからヒトへの感染」の可能性をはじめとして感染症の性質に関する情報が、武漢市衛生健康委員会から国務院国家衛生健康委員会へ、つまり「下から上」への伝達のために、多くの時間が費やされていた、ということである。防疫策を実施するための指揮命令体制の設置という「上から下」への指示が迅速であったこととは正反対である。

もちろん、SARSの時の感染症に関する情報が「下から上」への伝達に要した時間よりも新型コロナウイルス感染症に関する情報の伝達は飛躍的に速かった。SARSの際は5か月を要した。2002年11月に広東省で患者が発生してから、中国共産党政治局常務委員会が議題に取り上げたのが2003年4月17日であり、指導部が防疫策を実施するための指揮命令を担う国務院防治非典指揮部を設置したのは4月23日であった。しかし、新型コロナウイルス感染症の際に迅速であったのは、医療衛生の専門家集団における「上」（国家衛生健康委員会の高級専門家チーム）の介入があったからである。それは党組織ではなく、専門性にもとづくものであった。国家による社会的領域の諸資源を動員する能力をかたちづくる官僚組織の特徴を理解するためには、情報の「上から下」への伝達とともに、「下から上」への伝達の実態を比較する、という視点が必要なのである。

Ⅳ　政策課題の調整

1月20日の習近平指導部は、（当然のこととして）当初は、防疫策の重点を感染症の感染拡大の防止に置いた。この後に指導部は、2月4日に開催した中央政治局常務委員会において政策課題を調整した。当初の感染拡大防止に、感染拡大によって滞っていた経済活動の復活と維持を防疫の政策課題に加えた。指導部は、1月25日の中央新型肺炎領導小組の設置後、政策実施をつうじて収集した情報を踏まえて政策評価をおこない、新しい政策課題を見出したのである。本節は、感染症の蔓延によって滞っていた生産活動の再開（「復工復産」）を重視するようになった過程を概観する。

新華社を中心とする公式報道をつうじて、1月20日に習近平が「重要指示」を発した後、中央政治局常務委員会、中央新型肺炎領導小組会議、国務院常務会議での防疫策に関する大まかな議論の推移は明らかになっている。

李克強が組長を務めている中央新型肺炎領導小組は、1月25日の中央政治局常務委員会が設置を決定した後、翌26日にその第1回会議を開催した。その後、1月29日、31日、2月2日、4日、6日、10日と会議が開催された。公式報道を見る限りにおいて、会議での論点の推移は、2月6日が一つの転換点であったように思える。2月6日の会議は、正常な生産活動を秩序立って回復させながら、感染症の蔓延への対策の取り組みを保障するとともに、同時に正常な社会秩序の維持を実現する必要性をはじめて語った[39]。2月6日以前の同小組での議論は、感染症蔓延への対策に重点が置かれていたが、生産活動の回復の必要性についても議論されていたが、その重点は蔓延対策に資する医療品生産施設の「復工復産」であった。

同じく李克強が主宰する国務院常務会議は、1月20日の習近平による「重要指示」が発せられてからは、2月5日と2月11日に開催されていた[40]。2月11日の同会議は、感染症の蔓延対策と同時に、はじめて、秩序立った生産活動の再開（「復工復産」）の必要を提起した。同会議は第一に取り組むべき課題として、感染症の蔓延対策と同時に都市の正常な活動に必要な企業の活動再開や必要な生活物資の供給、また感染の程度が比較的少ない都市における段階的な「復工復産」に着手する必要性を提起していた。また同会議は、就業（失業）問題への対処についても検討する必要性を提起していた[41]。

その翌日の2月12日に開催された中央政治局常務委員会会議も、感染拡大への防止とともに「復工復産」をめぐる問題を検討していた[42]。そして2月23日には、中央政治局常務委員会の構成員が全員出席した「新型コロナ感染症対策と経済社会発展に統一的に取り組むための会議」が開催された[43]。

2月12日の前の2月3日にも中央政治局常務委員会会議が開催されていた。この日の会議では、今年の経済社会発展目標の実現に努めること、そして入念な感染症の感染拡大防止に取り組む前提で、生産活動の再開（「復工復産」）の必要性を検討していた。ただし「復工復産」は会議の重点ではなかった。会議直後に『人民日報』が2日連続して掲載された評論員の署名入り記事は「復工復産」に言及していなかった[44]。

また2月5日には中央全面国家法治委員会第3回会議が開催され、習近平はその場で重要講話をおこなっていた[45]。その重要講話の重点も感染症の感染拡大防止にあった。しかし、2月10日に北京市を視察した習近平は、経済活動に与えた影響への懸念と経済活動の再開、とくに就業問題の解決の必要性に言及していた[46]。そして13日の『人民日報』に掲載された「感染症の蔓延防止と経済社会発展の目標という二つの勝利を目指して奮闘しよう」と題する評論員の署名入り記事は、10日の習近平の北京市視察に言及しながら、今年の経済社会発展目標の実現に努めるために経済活動の再開の必要性を主張するものであった[47]。

こうした経緯を踏まえると、2月10日前後から、指導部の視界に、「復工復産」の必要性が明確に捉えられるようになった、と思われる。李克強が主宰する中央新型肺炎領導小組の会議（2月6日）にはじまり、習近平の視察（2月10日）、国務院常務会議を経て（2月11日）、そして2月12日の中央政治局常務委員会会議という流れで、経済活動の再開（「復工復産」）が重要な政策課題として設定されていった経緯をたどることができる。

もし、こうした経緯で政策転換が生じていたのだとすれば、この次に検討するべきことは、この問題提起を、何時、誰が、何処で提起したのか、そして、この提起をうけて新しい政策課題はどのように指導部内で共有されていったのか、である。この政策転換については、仮説的な説明が可能である。

政策転換の契機となる問題提起の場は、2月4日に劉鶴副総理が出席して開催された「新型コロナウイルス感染症対策物資と春節旅客の時差輸送の保証に関するテレビ会議」ではないだろうか[48]。この会議は、習近平の「重要指示」や中央政治局常務委員会会議の決定を踏まえて防疫策の徹底した実施の必要性を確認しているが、同時に生活物資の保障に全力で取り組み、人々の通常の生活の保障、そして重点企業の秩序立った業務再開の必要性を議論していた。

この会議の議論についての詳細な内容は明らかではない。各省、自治区、直轄市および計画単列市をはじめ、工業情報化部や国家発展改革委員会、交通運輸部といった国務院の各部や委員会の責任者が出席していたことは興味深い。防疫策の実施過程で、政策評価として「復工復産」の必要性が提起されていたのだとすれば、劉鶴が出席したこの会議は、そうした政策評価の声を集約する機会となったのかもしれない。段階的に、また感染情況の違いに応じて、地域別の生産活動の再開の必要性を主張する声が、この会議をつうじて国務院の各部門に伝達され、李克強が主宰している2月6日の中央新型肺炎領導小組会議や2月11日の国務院常務会議で検討されたという仮説も成り立つだろう。「復工復産」という新しい政策課題は、国務院の組織から提起され、この課題は遅くとも10日までには習近平の耳に入っていったのかもしれない。国務院に連なる組織が接している情報と、党中央に連なる組織が接している情報は異なるのだろうか。

２月12日の中央政治局常務委員会会議は中央新型肺炎領導小組の活動報告を聴取している。この機会に、中央政治局常務委員会は「復工復産」を新しい政策課題として決定した。そして、２月23日の中央政治局常務委員会の構成員が全員出席した「新型コロナ感染症対策と経済社会発展に統一的に取り組むための会議」は、そうした政策課題が調整されたことを広く周知するための会議であった。会議には、中央政治局常務委員だけでなく、中央政治局委員、中央書記処書記、国務委員が出席したほか、各省区市県、共産党中央と国家各機関、各人民団体、軍、武装警察の代表が、テレビ会議によって参加していたと報じられている。ほぼ全国的規模の会議だった。

本節は、習近平指導部が防疫にかかる政策課題を調整する過程を追跡した。国家による社会的領域の諸資源を動員する能力をかたちづくる官僚組織の特徴を理解するためには、政策評価の過程にも注目する必要性、そして評価にあたっては官僚組織を党と政府に腑分けし、それぞれが提起する情報の質の違いに注目する必要があるといえよう。

おわりに

本章は、政策課題を解決するための官僚組織の能力として捉えることができる国家能力という概念を踏まえ、習近平指導部が施した新型コロナウイルス感染症の防疫策にかかる政策過程を検証し、そこに中国の官僚組織の特徴を理解する手掛かりを求めた。本章の主張は、以下のとおりである。

習近平指導部が施した防疫策の経験を踏まえれば、国家能力という概念は、中国政治の、とくに官僚組織の特徴を明らかにするうえで有効な分析枠組みといえるだろう。しかし問題は、この国家能力を如何に測定するか、である。以下、検討にあたって留意すべき点を二つ示しておきたい。一つは政策過程を段階的に捉える分析枠組みの必要性である。この分析枠組みは理念的なものである。現実の政策過程が政策課題の設定にはじまり、政策形成、政策決定、政策実施、政策評価というように順番にすすむとは限らない。例えば、政策形成の過程で政策課題設定に後戻りをするかもしれない。指導部が政策課題の設定に費やした時間の流れは、政策形成と政策決定の過程の時間の流れとは異なる。官僚組織の能力は、政策過程の段階ごとに個別の評価を下す必要がありそうだ。

いま一つは、党と政府の官僚組織間の相互作用に留意する必要性である。習近平指導部は防疫策の有効性を高めるために、より集権的な指揮命令体制の構築に努めたが、そのために党の権威を利用しようとした。また政策課題を調整する契機は、党系統の組織ではなく、政府系統の組織から提起された。官僚組織の能力を理解するためには、党系統の官僚組織と政府系統の官僚組織とを区別して考える必要がありそうである。

習近平指導部はいま、政策課題を達成するための官僚組織の能力である国家能力を「政策課題を解決するために国家による社会的領域の諸資源を動員する能力」と捉え、その高さを強調しながら、自らの体制の優位性を唱えてきた。しかし、本章で試みたように政策過程を段階的に捉え、また党と政府の官僚組織を腑分けして捉えることで、指導部の主張とは異なる一党支配体制の特徴を見出すことができそうである。

２０２２年12月に習近平指導部は、新型コロナウイルス感染症を中華人民共和国伝染病予防治療法が定める法定伝染病から外すことを決定した。今後、新型コロナウイルス感染症を中華人民共和国伝染病予防治療法が定める法定伝染病から外す政策過程――政策調整の過程――に関する情報公開がすすみ、分析環境が整うことを期待したい。

【注】

1　本章における指導部とは、中国共産党中央政治局と中央政治局常務委員会を指している。

2　２０２２年10月13日に、北京市内の四通橋に、指導部の防疫策および指導部を批判する横断幕が掲げられた。また、この後、同年11月24日に、ウルムチ市内で発生した火災による犠牲者と、その要因として当局の防疫策、さらには指導部を批判する活動が中国国内の主要な都市で連続的に展開した。言葉を発せずに「白紙」を掲げて立つかたちで抗議の意を表したことから、「白紙運動」といわれる。

3　"Chinese President Xi Jinping believes 'Frustrated students' are behind Covid-19 protests, EU officials say," *South China Morning Post*, 2 December 2022, https://www.scmp.com/news/china/diplomacy/article/3201901/chinese-president-xi-jinping-believes-frustrated-students-are-behind-covid-protests-eu-officials-say

4　「重大調整　新冠病毒感染将由〝乙類甲管〟調整為〝乙類乙管〟」『人民日報』２０２２年12月27日。

5　習近平「在中央政治局常務会会議研究應対新型冠状病毒肺炎疫情工作的講話」『求是』２０２０年４号（２０２０年２月15日）〈http://www.qstheory.cn/dukan/qs/2020-02/15/c_1125572832.htm〉。

6 ２０２２年12月26日に国家衛生健康委員会は、２０２３年１月８日から新型コロナウイルス感染症を中華人民共和国伝染予防治療法が定める「乙類甲管」から「乙類乙管」に調整することを決定したと発表した。「中国観察：候任総理李強　掌防疫領導小組」『星島日報』２０２２年12月28日。

7 「李克強主持招開国務院常務会議」『人民日報』２０２０年１月21日。

8 「要把人民群衆生命安全和身体健康　放在第一位　堅持遏制疫情蔓延勢頭」『人民日報』２０２０年１月21日。

9 「市新型冠状病毒感染的肺炎疫情防控指揮部通告」『長江網』２０２０年１月23日〈http://news.cjn.cn/sywh/202001/t3541195.htm〉。

10 「李克強主持招開国務院常務会議」『人民日報』２０２０年１月21日および「依法科学有序防控　堅決遏制疫情拡散」『人民日報』２０２０年１月21日。

11 「軍隊部署展開應対突発公共衛生事件聯防聯控工作」『解放軍報』２０２０年１月25日。「軍隊支援地方抗撃新冠肺炎疫情新聞発布会　図文実録」『国務院新聞弁公室網站』２０２０年３月２日〈http://www.scio.gov.cn/xwfbh/xwbfbh/wqfbh/42311/42634/wz42636/Document/1674383/1674383.htm〉。

12 「解放軍支援湖北医療隊抵達武漢」『解放軍報』２０２０年１月25日。

13 「全民戦〝疫〟携手共鋳堅強后盾」『新華網』〈http://www.xinhuanet.com/politics/2020-02/01/c_1125517885.htm〉。同記事は中央電視台からの転載と記されている。

14 「要把人民群衆生命安全和身体健康　放在第一位　堅持遏制疫情蔓延勢頭」『人民日報』２０２０年１月21日。

15 「習近平会見世界衛生組織総幹事譚徳塞」『人民日報』２０２０年１月29日。

16 陳炳徳「汶川大地震救災的日子」『解放軍報』２００８年12月９日。

17 「研究新型冠状病毒感染的肺炎疫情防控工作」『人民日報』２０２０年１月26日。

18 例えば、趙克志公安部長は１月28日に全国公安機関テレビ会議を開催し、感染予防治療活動に従事する車両の優先的な交通の確保や、感染症蔓延に乗じた社会秩序を乱す行為の取締、違法な医療衛生品の売買や輸送の防止等の取り締まり強化の必要性を確認していた。また、黄坤明中央宣伝部長は１月31日にテレビ会議を開催し、新型コロナ感染症の蔓延対策として、習近平総書記が１月20日に発した「重要指示」の精神を宣伝し、蔓延対策の過程で生じた様々な人々の心動かすような物語を報じて、奮闘精神を鼓舞する必要があるこ

とを訴えていた。「趙克志在全国公安機関視頻会議上強調　堅決打贏疫情防控阻撃戦　堅決擁護社会大局穏定」『人民日報』２０２０年１月29日。「黄坤明在専題視頻会議上強調　為打贏疫情防控戦提供有力輿論支持」『人民日報』２０２０年２月１日。

19 Kjeld Erik Brodsgaard ed., 2017, *Chinese Politics as Fragmented Authoritarianism: Earthquakes, Energy and Environment*, New York: Routledge.

20 「聴取全国人大常務会、国務院、全国政協、最高人民法院、最高人民検察院党組工作匯報　聴取中央書記処工作報告」『人民日報』２０２０年１月８日。

21 前掲、習近平『求是』。

22 Michael D. Swaine, 2020, "China's Crisis Decision Making: Managing the COVID-19 Pandemic Part One: The Domestic Component," *China Leadership Monitor* (64). https://www.prcleader.org/articles/tags/issue-64. Yanzhong Huang, 2020, "China's Public Health Response to the COVID-19 Outbreak," *China Leadership Monitor* (64). https://www.prcleader.org/articles/tags/issue-64.

23 「研究部署学習宣伝貫徹党的十九大精神」『人民日報』２０１７年10月28日。この報告は、２０１５年から慣例となり、そして２０１７年10月の第19回党大会直後に開催された中央政治局会議で審議された「党中央の集中統一領導を強化し擁護することに関する中央政治局の若干の規定」によって明文規定された。２０２２年10月の第20回党大会直後に開催された中央政治局会議でも、全く同じ意思決定をしている。

24 「研究部署学習宣伝貫徹党的十九大精神」『人民日報』２０１７年10月28日。

25 「研究部署学習宣伝貫徹党的二十大精神」『人民日報』２０２２年10月26日。

26 鐘士「京城密語：疾控早上報　中央為保節日気氛失良機」『明報』２０２０年２月17日。

27 「中共中央政治局招開会議」『人民日報』２０２０年１月17日。

28 「習近平抵達内比都」『人民日報』２０２０年１月18日。この日の『人民日報』第一面の記事は、二つを除いて全て習近平のミャンマー訪問に関するものである。そのほかの記事は、中国の一人当たりＧＤＰが１万ドルを超えたことであり、いま一つは政法部門の業務に関する習近平の「重要指示」が発せられたこと、である。

29 「中緬経済走廊聯合委員会第一次会議在北京招開」『中華人民共和国中央人民政府』２０１８年９月12日

〈http://www.gov.cn/xinwen/2018-09/12/content_5321276.htm〉。

30 「ミャンマー国境地帯で衝突、中国側に着弾」『日本経済新聞』２０１８年５月13日。「ミャンマー軍士官学校、襲撃受け14人死亡」『日本経済新聞』２０１９年８月15日。「中国との国境貿易、橋襲撃後に運送費が高騰」『ＮＮＡ　ＡＳＩＡ』２０１９年９月16日。「スー・チー政権、少数民族の支持回復に躍起11月総選挙」『日本経済新聞』２０２０年４月１日。

31 「向全体人民解放軍指揮戦闘員武警部隊官民兵兵予備役人員致以春節祝福」『人民日報』２０２０年１月21日。「向全国各族人民致以美好的新春祝福　祝各民族人民生活越来越好祝祖国欣欣向栄」『人民日報』２０２０年１月22日。これらの記事は『解放軍報』でも同じ。なお、１月19日に新疆で発生した地震への救援のために、武装警察新疆総隊と新疆カシュガル軍分区が対応しているとの報道が『解放軍報』の20日の第一面に掲載されている。この時点での軍は、新型コロナウイルス感染症の蔓延対策に対応していなかったことを示唆している。「解放軍和武装警察部隊官兵星夜馳援救災」『解放軍報』２０２０年１月20日。

32 「胡錦濤主席提前回国」『人民日報』２００９年７月８日。「依法堅決打撃厳重暴力犯罪行為　切実保護各族人民生命財産安全」『人民日報』２００９年７月10日。

33 習近平が外遊中に重大な事件の発生に対応した類似の事例として以下がある。２０１８年７月23日に習近平国家主席は外遊中に「重要指示」を発した。これは、当時長春にある製薬会社が製造した不正ワクチンをめぐる問題が国内で大きな騒ぎとなっていたことへの対応である。またその後８月には中央政治局常務委員会会議の開催が報じられた。一般的に中央政治局常務委員会会議の開催は報道されない。開催報道は、指導部の問題関心の所在を国内外に示すという意図がある、と考えるべきである。「強調要一査到底厳粛問責　始終把人民群衆的身体健康放在首位　堅決守住安全底線」『人民日報』２０１８年７月24日。「聴取関於吉林長春長生公司問題疫苗案件調査及有関問責状況的匯報」『人民日報』２０１８年８月17日。

34 「封面報道之一　現場編：武漢囲城」『財新』２０２０年２月３日〈https://weekly.caixin.com/2020-02-01/101510145.html?cxw=IOS&Sfrom=Email&originReferrer=iOSshare〉。

35 「鍾南山：新型冠状病毒肺炎〝肯定人轉人〟」『財新』２０２０年１月20日〈https://www.caixin.com/2020-01-20/101506465.html〉。

36 なお『財新網』は、１月７日から13日にかけて、習近平が重要指示（ママ）を発し、李克強総理と孫春蘭副総理が繰り返して指示を発して防疫活動に関する要求を示したと報じている。また、「新型冠状病毒肺炎大事期（２０１９年12月-２０２０年１月20日）」『財新』〈https://www.caixin.com/2020-01-20/101506242.html〉。

37 「新冠肺炎〝吹哨人〟李文亮：真相最重要」『財新』２０２０年２月７日〈https://china.caixin.com/2020-02-07/101509761.html〉。

38 孫夢「李蘭娟：如果不首〝封城〟、国家的損失就太大了」『中国衛生』２０２０年４期、14-19頁。

39 「部署進一歩有針対加強疫情防控工作　要求有序做好恢復生産保障供應工作」『人民日報』２０２０年２月７日。

40 なお、国務院常務会議は中央新型肺炎領導小組の任務の手配と人的配置にもとづいて活動している。この結果、中央政治局常務委員会は、同委員会会議で設置した中央新型肺炎領導小組を通じて、国務院（常務会議）に対する命令指揮を行っている。「李克強主持招開国務院常務会議」『人民日報』２０２０年２月６日。

41 「李克強主持招開国務院常務会議」『人民日報』２０２０年２月13日。

42 「分析新冠肺炎疫情形勢研究加強防控工作」『人民日報』２０２０年２月13日。

43 「毫不放松抓緊抓実抓細防控工作　統籌做好経済社会発展各工作」『人民日報』２０２０年２月24日。

44 「打響疫情防控的人民戦争」『人民日報』２０２０年２月４日。「疫情防控要堅持全国一盤棋」『人民日報』２０２０年２月５日。

45 「全面提高依法防控依法治理能力　為疫情防控提供有力法治保障」『人民日報』２０２０年２月６日。

46 「以更堅定的信心更頑強的意思更果断的措置　堅決打贏疫情防控的人民戦争総体戦狙撃戦」『人民日報』２０２０年２月11日。

47 「奮力奪取疫情防控和実現経済社会発展目標双勝利」『人民日報』２０２０年２月13日。

48 「抓好重点防控物資供給保証」『人民日報』２０２０年２月５日。

第2章

国家能力再訪：中国政府の新型コロナウイルス感染症対策を事例として

林 載桓

はじめに

新型コロナウイルス感染症（COVID-19）の拡大を受け、世界各国の政府は重大な政策上の課題に直面してきた。各国は以前にも公衆衛生上の危機を経験していたが、COVID-19に対する中央政府、および各レベルの政府の対応は、かつてない不確実性に向き合いながら行わなければならなかった。[1]

COVID-19の影響を最初に受けた国として、中国政府の対応は初期の段階ではかなり混乱していたが、時間の経過とともに一定の成果を上げられるようになった。最初の段階で感染者が急増し、その後収束の兆しが見られたものの、変異株の登場により再び感染者が拡大した中国の感染状況は、習近平の指導下にある中国の統治体制の強靭さだけでなく、その脆弱性をも浮き彫りにしたと言える。しかし、中国政府のCOVID-19への対応に対する一般的な評価には、失敗を非難するか成功を称賛するかの二極化が見られることが多い。[2] 中国の経験を適切に評価するには、失敗と成功の両方を説明するモデルを提示する必要がある。

本章の基本的な主張は、感染状況の拡大に対する中国政府の対応を説明し評価するためには、国家能力（state capacity）という概念を分析の中心に据える必要があるということである。具体的に、本章では、民主主義と権威主義という政治体制の違いに注目するだけでは、パンデミック下の政策展開とその結果を十分に説明できないことを示し、国家能力に焦点を当てる必要性を提起する。しかし同時に、本章では、国家能力という分析概念が抱える問題と限界を指摘しつつ、それが中国のパンデミック経験を分析する上でどのような可能性を提示しているかを考察する。

本章の構成は以下の通りである。第Ⅰ節では、ＣＯＶＩＤ－19への政策対応とその効果を理解するために、中国の経験に注目する理由について述べる。第Ⅱ節では、各国が採用した政策対応とその結果は、政治体制の相違だけでは説明がつかず、国家能力に注目すべきであることを示す。第Ⅲ節では、国家能力が抱える概念上の問題点を解説し、本章で捉える国家能力の意味について議論する。第Ⅳ節と第Ⅴ節では、国家能力の観点から中国の政策対応の内容と成果を評価する。

Ⅰ　中国の経験を視野に置く

パンデミックの初期段階において、中国政府の対応には広く批判が寄せられたが、その後ＣＯＶＩＤ－19の拡散を抑制することに一定の成功を収めたということも事実である[3]。図1は、各国で最初の感染者が確認されて以降の感染者数の推移を示している。中国では、新規感染者の数が1日平均で２０２０年4月以降50人を下回り、8月以降は20人を下回るようになった。このトレンドはその後も継続しており、日本とアメリカのそれとの対照を示している。

中国政府が、とりわけ感染拡大の抑制に一定の成果を出したということは、より多くの国で

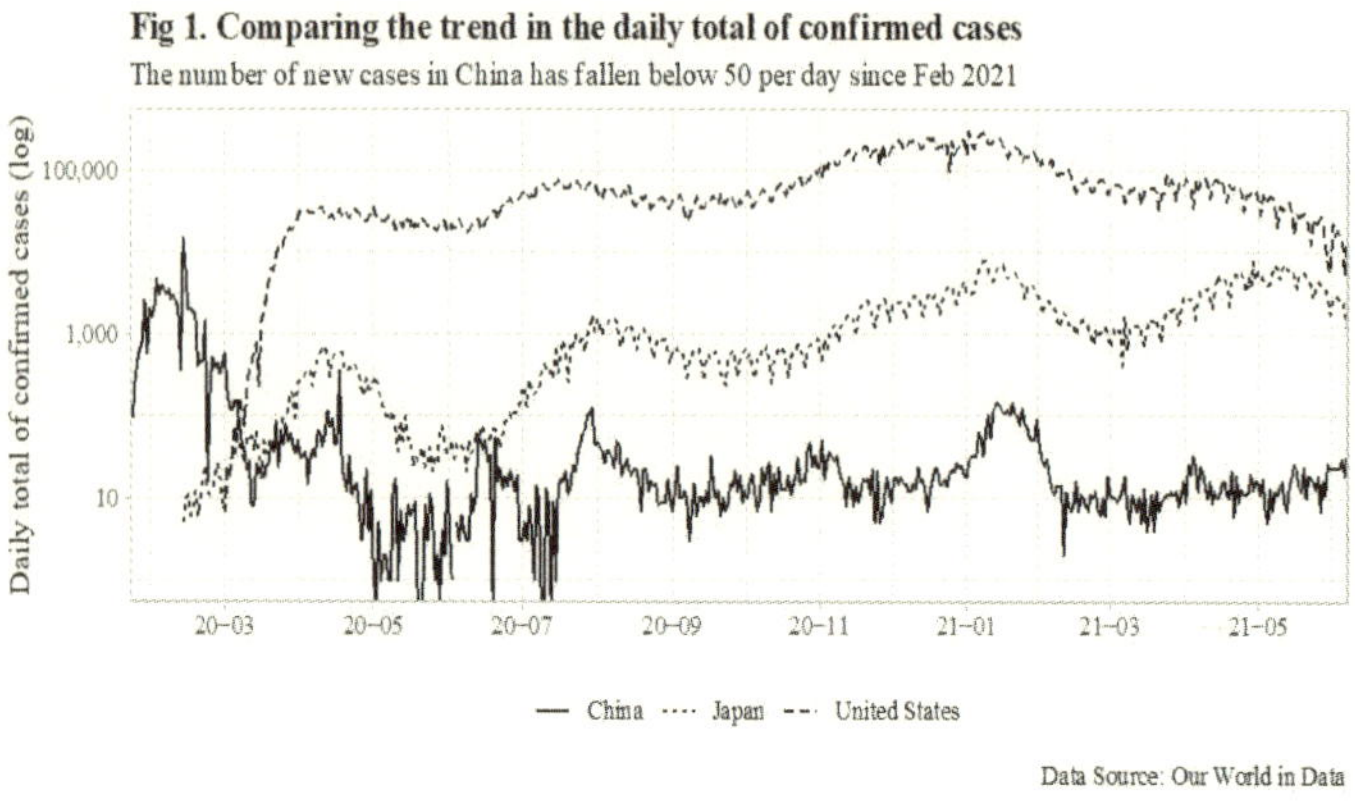

図１　感染者数の推移

出所：Our World in Data

の感染状況と比較した図２においても明確である。しかし一方で、確認された感染者に対する死亡者の割合において、中国が世界平均と比べて相対的に高い状態にあることも指摘されるべきである（この高い死亡率の意味するところは後ほど議論する）。

　同時に、図２を見ると、この感染症を抑え込むことに成功しているのは中国のみではないことが分かる。感染者数、死亡者数の両方で中国と同じ程度で、あるいは中国よりも良い成果を上げている国もあるのだ。例えば、同じ共産党政権の統治下にあるベトナムでは２０２１年６月１日時点でわずか35人の死亡者と１００万人あたり30人の感染者しか出ていない。その後の感染者数の増加にもかかわらず、台湾もＣＯＶＩＤ－19に対抗するにあたっての「モデルケース」と見られている。[4]

　では、ＣＯＶＩＤ－19への対処に比較的に成

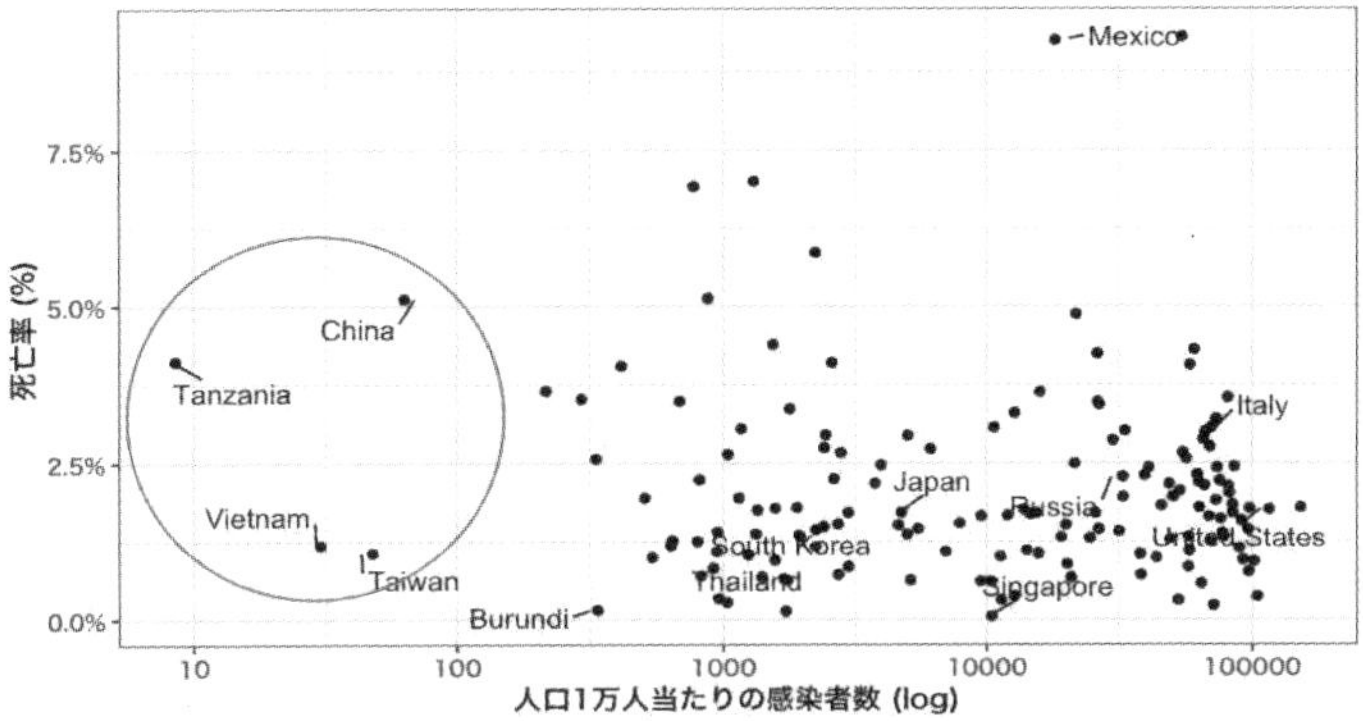

図２　感染症対策のパフォーマンス（2021 年５月１日現在）

出所：Our World in Data

功しているこれらの国について、どのような説明が可能だろうか。図3は、それぞれの国で行われた対応措置の厳しさの度合い（stringency level）の時系列の推移を示している。[5] ここで注目すべきは、COVID－19に比較的うまく対応してきた国々の間には、対策の厳しさという点であまり共通点が見られないことである。例えば、中国とベトナムは明らかに台湾より厳格な対応をとっているが、これらの共産国家の間にも政策行動の具体的なタイミングや順序、および内容にはかなりの違いがある。実際に、「コロナネット・リサーチプロジェクト（CoronaNet Research Project）」で集計した、政策遵守のためのメカニズム（強制的か自発的かなど）のパネルデータによると、中国政府の対応措置は強制の度合いが比較的強いことが分かる（図4）。[6]

　さらに、COVID-19に比較的うまく対応してきた国々の中でも、中国は比較的高い「強

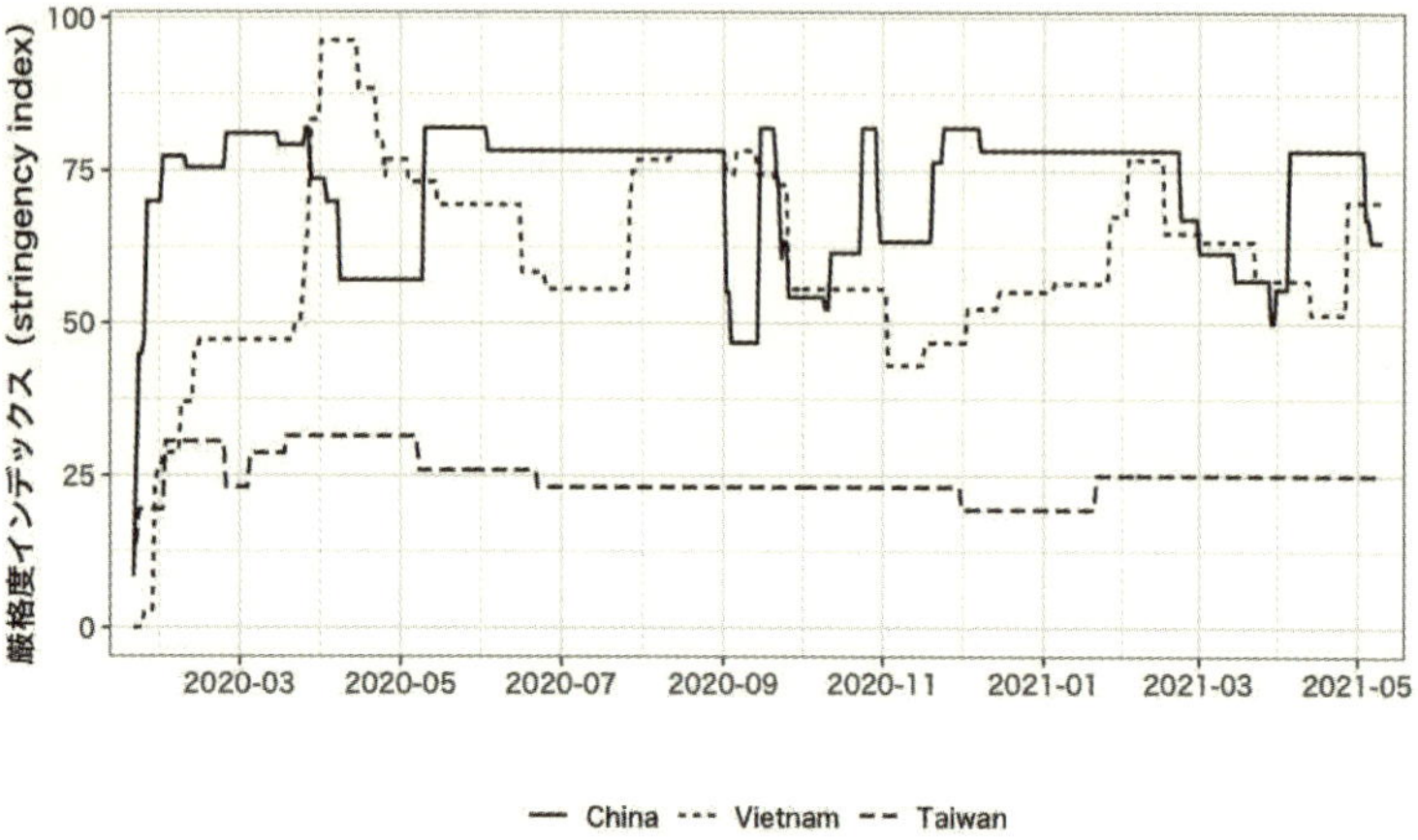

図３　感染症対策の厳格度の推移（中国・ヴェトナム・台湾）

出所：Oxford Covid Government Response Tracker (OxCGRT)

制レベル」の対策を採用していることが、図５からも明らかである。図５に示されている政策措置の順番は、各国政府が採用した政策に基づく「ベイズ理想ポイントモデル」によって決定されている。[7] 例えば、政府にとって学校閉鎖のような対応は、ソーシャル・ディスタンスの奨励よりもコストがかかり、難しい。そのため、前者のような政策を行う国と行わない国の差が生まれ、そうした政策を行う国はより少数になる。すなわち、中国のＣＯＶＩＤ-19対策では、長期にわたってより厳格な措置をとっていることが読み取れるのである。[8] 一方で、台湾の対応は全体的にはそこまで厳格ではないが、検疫や外国との往来の規制、検査などの予防に力を入れており、対応が迅速であったことが確認できる。

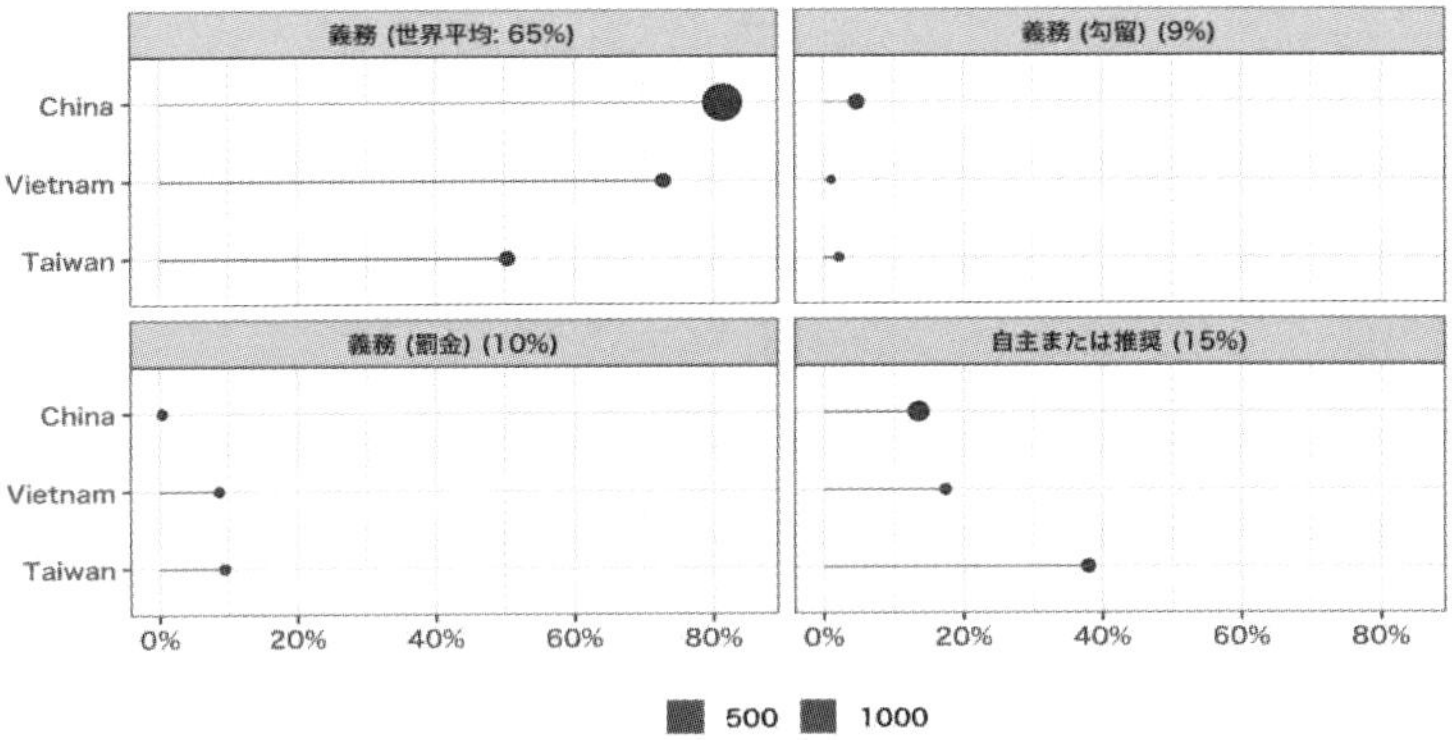

図４　感染症対策の厳格度の比較（遵守規制のタイプ）

出所：The CoronaNet Research Project

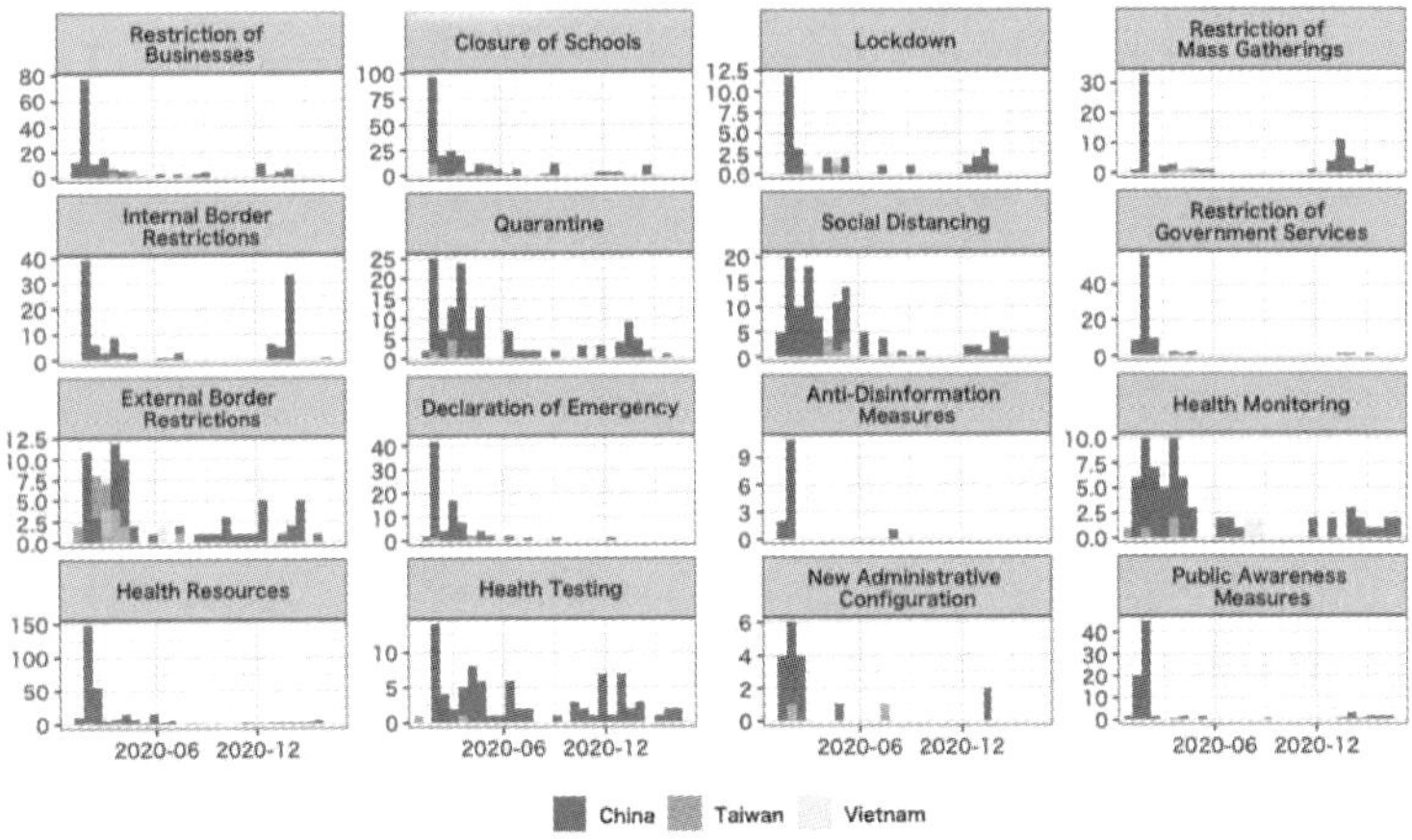

図５　感染症対策の内容と時系列推移（遵守規制のタイプ）　出所：The CoronaNet Research Project

政策措置の順序は全てのデータから算出した政策活動指数に基づいている。例えば、商業制限（restriction of business）は、公共認知措置（public awareness measures）より実施に伴うコストが高い。

Ⅱ　何が政策パフォーマンスの違いを説明するか

以上では、COVID-19の拡大を阻止することに成功した国家の間でも、対策としてとられた政策の内容にはかなりのバリエーションがあることを示した。このことは、COVID-19対策の結果を説明し評価するときに、その国が民主主義か権威主義かだけを考慮に入れるのは不十分である、さらには見当違いになる可能性があることを示唆している。実際、少なからぬ研究者が同様の見解を示している。例えば、F・フクヤマは「一部の民主主義国家は（パンデミックへの）対応に成功しているが、他の国はそうではなく、権威主義国家もまた同様」であり、「（政策パフォーマンスの違いは）政治体制の種類の問題ではない」と述べている。[9] さらに、S・L・グリアーらは、仮に政治体制の類型が重要なのであれば、「最も重要な仮説は（民主主義と権威主義の間でなく）権威主義体制間の比較から出てくるだろう」と指摘している。[10]

政治体制の代わりに、多くの研究者がCOVID-19対策の結果を説明する要因として挙げているのが、国家能力である。前述したフクヤマは、政府が社会に信用され、かつ強いリーダーシップの下で効率的な対策をとることができた国がパンデミックの被害を抑えることに成功したと指摘している。また、国家能力とパンデミック期の政策的パフォーマンスの因果関係に慎重な姿勢をとる研究者らも、国家能力がパンデミックへの対応の形態に影響を与えていることについては一致した見解を示している。[11]

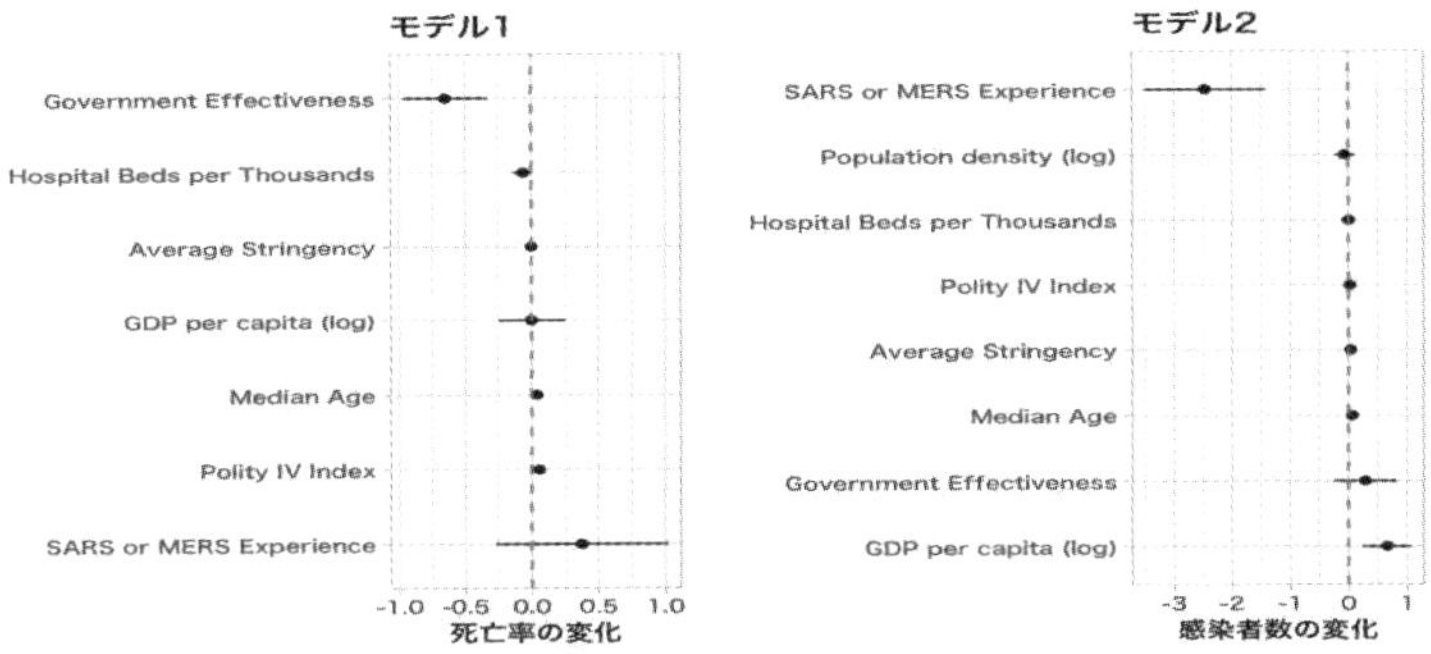

図6　政治体制と国家能力:政策効果の推定

※筆者作成(Government Effectiveness: World Bank WGI, Hospital Beds per Thousands, GDP per capita, Median Age: World Bank, Overall Stringency: OxCGRT)

そこで、図6では政治体制の類型や国家能力といった国家レベルの変数と、パンデミック期の死亡率及び感染者数との関係を示している。政治体制の類型にはポリティ指数(Polity IV)を、国家能力の測定にはWorldwide Governance Indicators のGovernment Effectiveness score をそれぞれ使用した。[12] 回帰分析の結果からは、国家能力は死亡率の減少に影響しているものの、感染者数に対しては統計的に有意な効果が確認されていない。一方、政治体制の類型(ここでは民主主義の度合い)は、死亡率と感染件数の僅かな増加をもたらしているが、どちらも統計的有意性に欠けている。図6からとりわけ注目されるのは、過去に公衆衛生上の危機(この場合はSARSとMARS)を経験していたことが感染者数の減少に大きな影響を与えた要因であることである。

暫定的ではあるが、この推定から得られることは以下の2点である。第一に、死亡率と感染者数に限定して考えると、政治体制は感染症拡大に対する政策対応の成果を説明する主要な要因ではないということである。そして第二に、死亡率の減少には国家能力の影響があるものの、それだけで感染症対応のパフォーマンスを説明することはできないということである（回帰モデルの説明力を示すR^2は図6のモデル1の場合0・17にすぎない）。つまりそこには、国家能力以外に各国のパフォーマンスに影響を与えるより重要な要因が存在しうる可能性のほか、国家能力を測定する指標自体に問題がある可能性が示唆されている。特に後者の点に関連して、過去に同様の危機を経験したことが政策のパフォーマンスに影響していることは、変化に乏しい政治体制とは異なり、国家能力の測定には時間的要因を考慮する必要があることを示唆している。そこで、次節では、既存の研究における国家能力の捉え方について議論し、いくつかの問題点を指摘したい。

Ⅲ　論争的概念としての「国家能力」

さまざまな社会科学の領域において、国家のパフォーマンスの違いを説明する上で、国家能力が重要な変数であるという点について広く合意がある。ただし、国家能力という概念はまだ正確に定義されていない。実証研究がいくつか存在するものの、国家能力の定義や測定方法について、競合する考え方が存在することも事実である。[13] 国家能力という概念に対する有力な批判の一つは、「因果関係が曖昧で循環論法に陥るリスクがある」[14]というものである。すなわち、国家の統治能力を定量的ないし定性的な方法で測定しようとするときに、よく「結果」となる指標を使用することがある。よくある例として、ＧＤＰに対する税収の比率や女性の識字率などを国家能力の指標に含めることが挙げられる。[15]

原因と結果の混同という問題は、これまでに研究者が国家能力を測るために使用してきた多くの指標に見られる。図７では、国家能力を測定するために使用されてきたいくつかの代表的な指標を、各国の標準化されたスコアの分布とともに示している。さらに、ボックスの中のダイアモンドは、各指標によって測定された中国の国家能力の値を表している。各指標の名前が示唆するように、それぞれの指標の定義には国家の能力とその結果を表す要素が混在しており、それを独立した予測変数として使うことが困難である。例えば、ＥＩＵ（Economist Intelligence Unit）の政府の働き（Functioning of government）に関する指標には、「行政部門が政府の方針を実行できる意思と能力を持っているかどうか」や「政府に対する国民の信頼の度合い」などの要素が含まれている。[16] また、国家能力を測定するために最も広く使われるＷＧＩ（World Governance Index）の政府の効率性（Government effectiveness）についての指標も、「公共サービスの

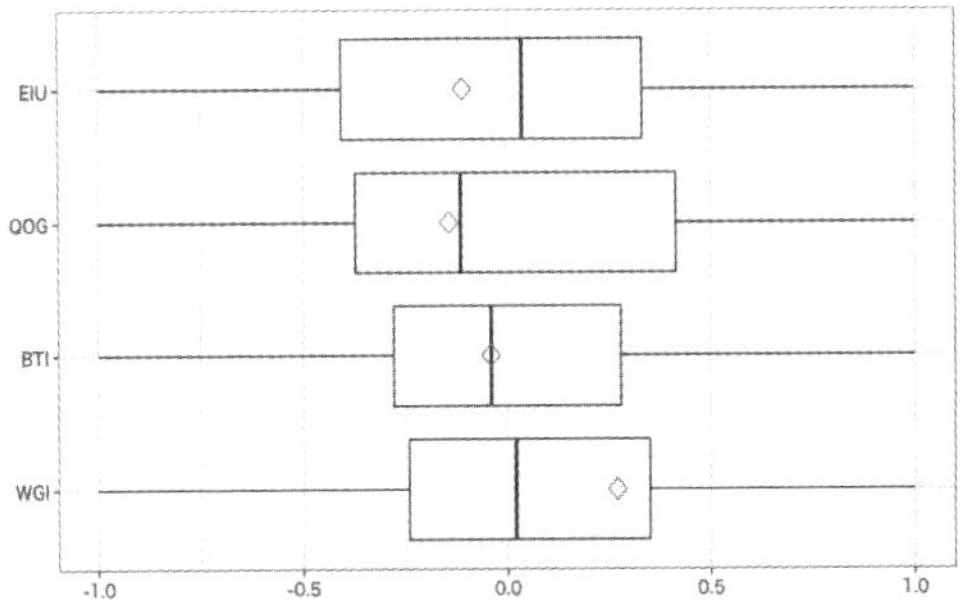

図７　国家能力を示す各種指標と中国の相対的位置

※筆者作成（EIU: Economist Intelligence Unit, QOG: Quality of Governmet Survey, BTI: Bertelsmann Transformation Index, WGI: World Bank Government Indicators）

質」という要素が含まれており、その指標を政府のパフォーマンスの説明変数として使うのは同語反復の恐れがある。[17]

そして、こうした概念上の問題ゆえに、各指標が捉えている中国の国家能力にはかなりの違いが存在する。上述した二つの指標を例にとれば、ＥＩＵでの中国の国家能力は全体の平均スコア（中間値）をかなり下回っているのに対して、ＷＧＩのそれは全体平均を大いに上回っていることが確認できる。[18]

要するに、国家能力という変数に独自の働きがあるとすれば、それは政府が出した成果からは独立した形で存在するべきである。そうすると、Ｍ・センテノらが指摘するように、国家を特徴付ける固有の要素、とりわけ国家の組織的特質に注目する必要がある。[19] もっとも、国家の組織的側面に注目することは、国家能力が特定の政治的目的により強化されたり弱められたりする可能性を否定するものでもなければ、国家能力を政治的に活用することが政策の結果に影響する可能性を否定するものでもない。[20] とはいえ、国家の組織的側面、すなわち官僚機構の能力に焦点を絞ることは、政治家の政策選好や社会からの評価といった要因が国家のパフォーマンスに及ぼす影響を検討する上で便利な出発点となる。

加えて、ある国家の組織構造は、植民地支配や戦争、革命といった複雑な歴史的プロセスの結果である。従って、組織がどのように変化してきたかについての検討のみならず、組織が生まれたときの政治的な状況についても考えられるべきである。こうした文脈的な要素の影響をも念頭に置きつつ、ここでは国家の組織能力を規定する要因としてセンテノらが提示した次の四つの属性に注目して議論を進めていきたい。

- 資源
- （社会への）浸透の度合い
- 専門性
- 凝集性

まず資源とは、組織が政策を立案、実施するために必要とする物質的基盤を意味する。さまざまな要素が考えられるが、政策目標の達成に一定の財政的基盤（財源）は不可欠である。例えば、教員の任用や教材、学校施設に払う予算を欠いた政府が教育の増進をはかることはできない。次に、社会への浸透の度合いは、M・マンが提示した国家の基盤的権力（infrastructural power）を構成する要素であり、社会における国家の存在、具体的には、国家と社会間の接点の数と質で測定される。[21] 専門性とは、公的セクター労働者の全般的な教育レベルや職業訓練の有無を意味するのでなく、特定の政策分野における専門知識や経験の蓄積によって形成される。

最後に、国家の組織能力は組織の凝集性（cohesiveness）の影響を受ける。凝集性を規定するのは、組織内のコミュニケーションと監視の性質である。具体的に、組織のマンデート（委任された業務と権限）が組織の構成員全体に認知され、履行されているかどうか、そしてマンデートの実施が適切に監督されているかどうかに関わる。言い換えれば、組織の凝集性が捉えようとするのは、官僚組織における統制とインセンティブ・メカニズムの役割である。

Ⅳ　中国の国家能力の持続と変化：ＳＡＲＳとＣＯＶＩＤ－19

　これまでの議論では、国家能力が感染症拡大への政策的対応とその結果に与えた影響を分析するためには、国家能力という概念を、予想される結果とは区別される形で再定義する必要があり、そのための一つのアプローチとして官僚機構の組織的属性に焦点を絞ることが考えられる、と述べた。本節では、こうした観点からＣＯＶＩＤ－19に対する中国政府の対応を、２００３年のＳＡＲＳ危機時のそれと比較しながら検討してみる。とりわけ焦点を当てたいのは、主に中央政府の統制、調整能力の強化を意図して行われた行政改革の試みが中国の国家能力にどのような変化をもたらしたかという点である。

　総じて言えば、改革開放期における持続的な制度改革の試みは、上述の要素すべてにおいて中国の国家能力を高めてきたと評価できる。もっとも、歴代共産党指導部の制度改革の目的と効果は一様ではない。例えば、１９８０年代の改革は官僚の専門性増大に重点を置いていた一方、１９９０年代の改革は中央政府の財政資源の増大を意図していた。[22]そして胡錦濤指導部以降の改革の焦点は国家機構の凝集性の強化にあり、とりわけ習近平指導部の改革は、政策調整、統合における共産党の役割を強調することで官僚機構の凝集性をさらに向上させ、また同時に、社会への浸透を深めることを目指してきた。[23]結果として、習近平のもとで中国の統治能力は、図８が示しているように、少なくとも中国内外の専門家やステークホルダーの見方によ

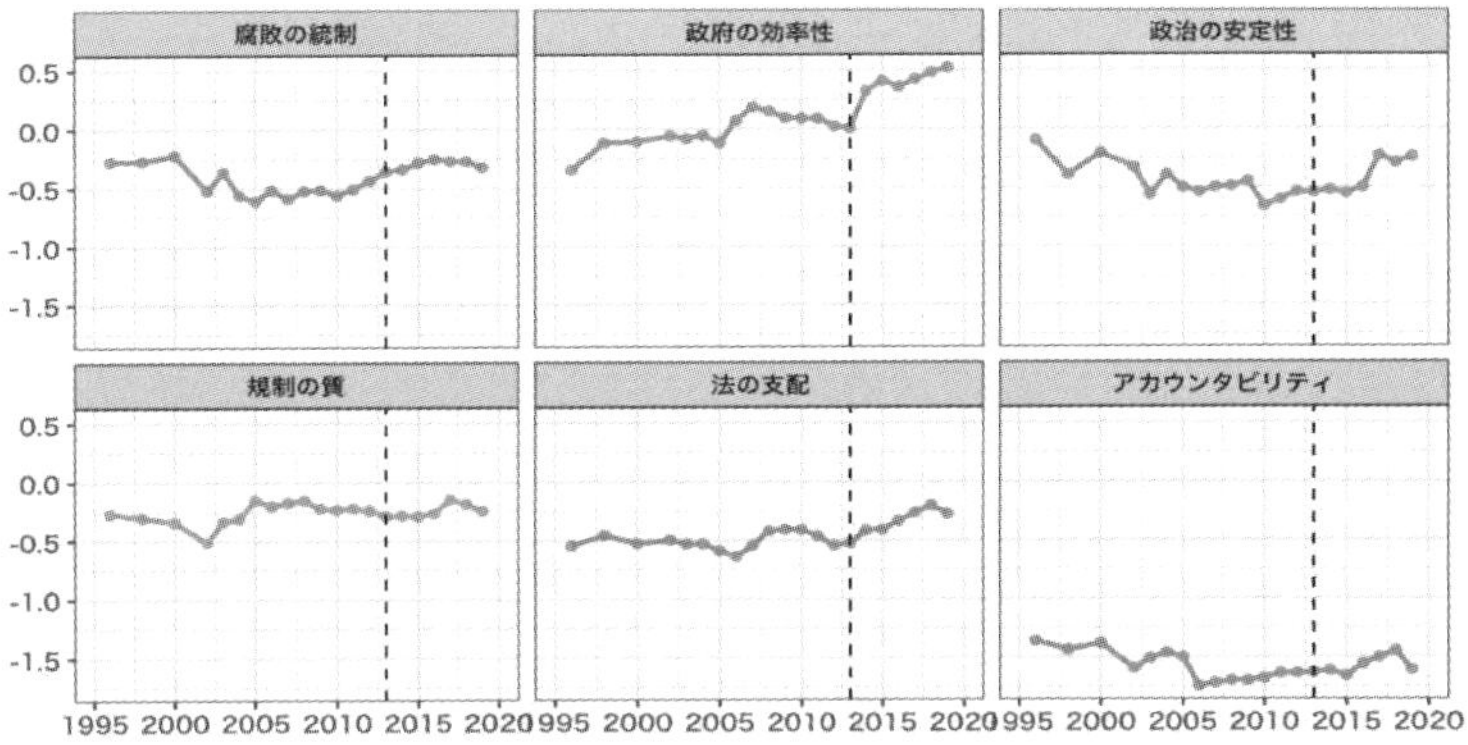

図８　習近平と中国の国家能力

出所：Worldwide Governance Index

れば、向上している。

では、COVID‐19への中国政府の対応は、中国の国家能力について何を示唆しているのだろうか。多くの論者は、度重なる行政改革の結果、中国の国家能力が増大し、少なくとも政策実施の段階においては、COVID‐19への対応にもポジティブな影響をもたらしていると指摘している。[24] しかし一方で、政策過程の集権化に向けた習近平の試みが、現場の政策担当者によるイニシアティブを阻害し、効果的かつ積極的な初動措置を困難にしたという指摘もある。[25] 実際、後者のような指摘は2003年のSARS発生の際にも頻繁になされており、[26] そのため、中国の国家能力はその間「何の変化も起こっていない」と主張する論者もいる。[27]

とはいえ、この二つの危機の間には、官僚組織の動きにおいて著しい違いがあるという見方も存在する。SARSの時には、「ばらばらな官僚制と寡頭的な政策決定システム」によって対応が遅れ、不十分なものになったと言われる。例えば、ＳＡＲＳは広東省で２００２年の11月にはじめて発見されたが、中央の衛生部に最初の一報が届いたのは２００３年１月のことであり、さらにそれが国務院の他部署と各省の衛生局に伝えられ、最終的に政治局常務委員会において議題として取り上げられたのは４月17日のことだった。対照的に、ＣＯＶＩＤ－19の勃発に際しては、中央と地方、そして中央の各省庁間のコミュニケーションの時間差はかなり圧縮され、情報は相対的に迅速にトップに届いた。[28] 最初の感染者が武漢で確認されたのは12月21日のことで、習近平が感染症の発生を認知したのは１月７日であった。直後の２週間の遅れにもかかわらず、習近平が１月22日に具体的な対応を命じるや否や、官僚組織が直ちに行動をはじめ、新しい病院が数日で建設され、数億人の人々が自宅にとどめ置かれ、大規模な検疫が行われた。[29]

　このように、集権化が進んだ中国の統治構造がＣＯＶＩＤ－19への政策対応に与えた影響については、相反する見方が存在する。しかし、現在の議論では、政府の対応やその結果に影響する組織要因についての分析が欠けている。そもそも組織レベルの要因は、特定の政治的文脈から切り離して検討されることが少なく、変数というより所与の条件として仮定される場合が多い。本章の冒頭で指摘しているように、ＣＯＶＩＤ－19への対応は、感染症の予防や症状の緩和にとどまらないさまざまな政策課題を含んでいる。感染症のグローバルな拡大の結果、各国が採用した政策手段に関する詳細な情報が徐々に集められつつある中、今後の課題は、比較の視点から中国政府の取り組みを相対化し、その特徴を浮き彫りにする一方で、類似した状況に対する中国自身の経験とも比較する、二重の文脈化の作業にあると考えられる。

Ⅴ 「ゼロ・コロナ」政策の収束と国家能力

２０２２年12月、中国政府は２０２０年半ば以降実施してきた、「ゼロ・コロナ」と呼ばれる一連の厳格な感染症対応措置を突然終了させた。突如とした政策変更の背景については、政策効果の低下、経済への悪影響、抗議デモの拡散などが主たる要因として指摘されていた。

もっとも、現時点で政策転換の決定的理由を特定するのは容易でない。しかし、感染者数の推移から明らかなのは、既存の政策対応では感染症をめぐる状況の変化に対処することが難しくなってきたということである。例えば、中国政府の公式統計によれば、同年10月末頃から急増した感染者数は、11月末の段階では前月のおよそ10倍の規模に達していた[30]。すなわち、ゼロ・コロナ政策は、それが経済や社会にもたらした負の外部効果に加えて、感染症（この時点ではオミクロン変異種）の拡大防止という本来の目的を達成することに明白な限界を示していたのである。

端的に言えば、こうしたゼロ・コロナ政策の限界と突然の政策変更という結末は、中国の国家能力に関する本章の議論と主張を裏付けるものである。つまり、ここで再確認されているのは、問題状況や政策課題に応じて必要な国家能力の性質が異なる可能性があるということである。中国の場合、広範囲にわたる徹底した行動制限と大規模な集団検査を可能にした国家能力は、集団免疫の形成や選択的な隔離の実施には適していなかったことが示された[31]。さらに、ゼロ・コロナ政策の突然の終了は、習近平指導部成立以来のさまざまな組織改革の努力にもかかわらず、状況変化に柔軟に対応する政策調整を可能にするような組織体系がまだ整備されていないことを示している。さらに言えば、官僚機構の凝集性を高めるための集権化の試みは、政策実施の統一性を保証できる一方で、政策調整や変更のコストを高めてしまう可能性も考えられる。

おわりに

本章では、国家能力という概念を手掛かりに、ＣＯＶＩＤ－19への中国政府の政策対応について考察した。本章の主張をまとめれば次の3点となる。第一に、パンデミック下の各国の政策対応の内実とパフォーマンスの違いは、国家能力に注目することでよりよく説明することができること、第二に、国家能力を説明変数として用いるためにはその想定できる帰結から切り離す形で再定義する必要があり、国家の組織的特質に注目することはそのための一つのアプローチになり得ること、第三に、ＣＯＶＩＤ－19に対する中国政府の対応措置と実績は分析概念としての国家能力の可能性を示唆している、ということである。

もっとも、パンデミックの終焉が宣言されたのは２０２３年2月のことであり、本章で行った議論、なかんずく中国政府の政策対応についての評価は、公開された一部のデータをもとにして得られた暫定的な結論にすぎない。今後、各国の政策対応の情報が総括され、各方面からデータの収集が進み分析に用いられるようになれば、中国のパンデミック対応へのより適切な評価とともに、国家能力の影響についてもより厳密な分析が可能になると考えられる。

【注】

1 OECD. 2021. *The Territorial Impact of COVID-19: Managing the Crisis and Recovery across Levels of Government*. OECD.

2 実際、感染症の大規模な拡散を阻止したことに対する内外の肯定的評価は、時間が経つにつれ、国民の徹底した行動管理を伴う政策措置の継続に対する疑問と批判に変わってきた。

3 Yuen Yuen Ang. 2020. "When Covid-19 Meets Centralized, Personalized Power." *Nature Human Behavior* 445-447; Victor Shih. 2021. "China's Lennist Response to COVID-19: From Information Suppression to Total Mobilization." In *Corona Virus Politics*, edited by Scott Greer. Ann Arbor, MI: University of Michigan Press.

4 Ching-Fu Lin, Chien-Huei Wu, and Chuan-Feng Wu. 2020. "Reimagining the Administrative State in Times of Global Health Crisis: An Anatomy of Taiwan's Regulatory Actions in Response to the COVID-19 Pandemic." *European Journal of Risk Regulation* 256-272.

5 Thomas Hale, Noam Angrist, Rafael Goldszmidt, Beatriz Kira, Anna Petherick, Toby Phillips, and Samuel Webster. 2021. "A Global Panel Dataset of Pandemic Policies (Oxford COVID-19 Government Response Tracker)." *Nature Human Behaviou*r 529-538.

6 https://www.coronanet-project.org/

7 Cindy Cheng, Joan Barcelo, Allison Spencer Hartnett, Robert Kubinec, and Luca Messerschmidt. 2020. "COVID-19 Government Response Event Dataset (CoronaNet v. 1.0)." *Nature Human Behavior* 756-768.

8 国土の広大さや人口を考えれば、中国が多くの政策を採用するのは自然に思えるが、似たようなスケールの国々と比べると全体的な中国の政策の数は突出したものではない（36頁の**図1**を参照）。

9 Francis Fukuyama. 2020. "The Pandemic and Political Order: It Takes a State." *Foreign Affairs*: 26-32.

10 Scott L. Greer, Elizabeth J. King, Elize Massard da Fonseca, and Andre Peralta-Santos. 2020. "The Comparative Politics of COVID-19: The Need to Understand Government Responses." *Global Public Health* 15(9): 1413-1416.

11 Gilberto Capano, Michael Howlett, Darryl S. L. Jarvis, M. Ramesh, and Nihit Goyal. 2020. "Mobilizing Policy (In) Capacity to Fight COVID-19: Understanding Variations in State Responses." *Policy and Society* 39(3): 285-308.

12 https://www.govindicators.org/

13 Elaine Enriquez and Miguel Angel Centeno. 2012. “State Capacity: Utilization, Durability, and the Role of Wealth vs. History.” *International and Multi-disciplinary Journal of Social Sciences* 1(2): 130-162.

14 Miguel Centeno, Kohli Atul, and Devorah J. Yashar. 2017. “Unpacking States in the Developing World: Capacity, Performance, and Politics.” In *States in the Developing World*, edited by Miguel Centeno, Kohli Atul and Deborah J. Yashar. Cambridge University Press, pp. 7-8; Peter Evans and James E. Rauch. 1999. “Bureaucracy and Growth: A Cross-National Analysis of the Effects of “Weberian” State Structures on Economic Growth.” *American Sociological Review* 64: 748-765.

15 こうした危険性についての考えは、国家が多少なりとも国民の福祉や経済状況、社会の発展に対して責任を負うという現代的な考え方に基づいているのかもしれない。本章は、「国家は誰のために何をするのか」というテーマを扱うものではないが、国家は国民に基本的なサービス（公衆衛生を含む）を提供することに関心があるという前提で書かれている。Daniel Carpenter. 2012. “Is Health Politics Different?” *Annual Review of Political Science* 15(1): 287-311.

16 The Economist Intelligence Unit. 2021. *Democracy Index 2020*. EIU: 61-2.

17 Daniel Kaufmann and Massimo Mastruzzi. 2011. “The Worldwide Governance Indicators: Methodology and Analytical Issues.” *Hague Journal on the Rule of Law* (3): 220-246.

18 このような測定値のばらつきは、部分的にはそれぞれの指標が政治体制の性質に関連する要素を含めているかどうかにも影響される。例えば、中国政府の効率性に対するＷＧＩの高い評価は、ＥＵと違い、当該指標が「政府の民主的な説明責任」についての問いを含んでいないからでもある。

19 Miguel Centeno, Kohli Atul, and Deborah J. Yashar (eds). 2017. *States in the Developing World*. Cambridge University Press.

20 Martin J. Williams. 2021. “Beyond State Capacity: Bureaucratic Performance, Policy Implementation and Reform.” *Journal of Institutional Economics* 17: 339-357.

21 Michael Mann. 1984. “The Autonomous Power of the State: Its Nature, Causes, and Consequences.” European

Journal of Sociology, 25; Charles Chang and Yuhua Wang. 2021. "The Reach of the State." Available at SSRN: https://ssrn.com/abstract=3736763.

22 Melanie Manion. 1993. *Retirement of Revolutionaries in China: Public Policies, Social Norms, Private Interests*. Princeton: Princeton University Press; Dali Yang. 2004. *Remaking the Chinese Leviathan*. Stanford, California: Stanford University Press; Shaoguang Wang and Angang Hu. 2001. *The Chinese Economy in Crisis: State Capacity and Tax Reform*. Armonk: M. E. Sharpe.

23 Elizabeth Economy. 2018. *The Third Revolution: Xi Jinping and the New Chinese State*. New York: Oxford University Press; Yuen Yuen Ang. 2020. "When Covid-19 Meets Centralized, Personalized Power." *Nature Human Behavior* 445-447.

24 Victor Shih. 2021. "China's Lennist Response to COVID-19: From Information Suppression to Total Mobilization." In *Corona Virus Politics*, edited by Scott Greer. Ann Arbor, MI: University of Michigan Press.

25 Minxin Pei. 2020. "Bureaucratic Strategies of Coping with Strongman Rule: How Local Officials Survive in President Xi Jinping's New Order." *China Leadership Monitor* 1-11.

26 Huang, Yanzhong. 2004. "The SARS Epidemic and Its Aftermath in China: A Political Perspective." In *Learning from SARS: Preparing for the Next Disease Outbreak*, by S. Knobler. National Academics Press.

27 Huang, Yanzhong. 2020. "China's Public Health Response to the COVID-19 Outbreak." *China Leadership Monitor* (64): 1-15.

28 Michael D. Swaine. 2020. "Chinese Crisis Decision Making: Managing the COVID-19 Pandemic (Part One: The Domestic Component)." *China Leadership Monitor* (64): 1-26.

29 Yuen Yuen Ang. 2020. "When Covid-19 Meets Centralized, Personalized Power." *Nature Human Behavior* 445-447.

30 Minxin Pei. 2023. "The Sudden End of Zero-Covid: An Investigation." *China Leadership Monitor* (75): 1-13.

31 Yanzhong Huang. 2021. "The Myth of Authoritarian Superiority: China's Response to Covid-19 Revisited." *China Leadership Monitor* (68): 1-15.

第3章

新型コロナウイルス感染症と正統性の追求

井上一郎

はじめに

新型コロナウイルス感染症（COVID－19）が発生した際の武漢市における感染初期の対応については、中国内においても批判が高まり、短期間ではあったが習近平指導部は信頼の危機を迎えた。しかし、その後の徹底した感染封じ込め政策により、国民からの信頼を回復し、更には支持を高めるのに成功した。一方で、その後パンデミックとして世界に拡大した期間を通じての中国の対外姿勢は、欧米諸国の警戒を招くこととなった。習近平指導部が高まる国内的支持に自信を深める一方で、国際社会、特に欧米諸国の厳しくなる対中国観との落差は顕著に現れるようになった。

中国は、香港国家安全維持法の導入、新疆ウイグル自治区での人権問題など、自国が主権問題と見なす事項については妥協を許さぬ姿勢を貫き、欧米諸国の批判に対しても、正面から立ち向かった。そして、中国をめぐる対立は、グローバル大国となった中国の権威主義体制そのものに対する欧米諸国の警戒の高まり、それに対する中国側の正統性の主張、といった体制間競争のかたちを見せつつある。コロナ禍を経て、米中間の競争は、従来の軍事や経済などの伝統的な国力概念におけるものだけではなく、今や中国対西洋の理念的側面の対立にまで拡大しつつある。かつては挑戦することのなかった欧米主導のいわゆるリベラルな国際秩序に対しても、今日の中国は正面から異を唱えだしている。

習近平指導部の成立以降、新型コロナウイルス感染症が流行する以前から、中国はすでに新型国際関係や人類運命共同体といった独自の世界観を積極的に提示するようになっていた。今日の中国は、急速に高まるむきだしのハード・パワーとしての国力に頼るだけではなく、国際的な言論の場やプラットフォームに着目し、自国に有利な言説（discourse）の形成、更には国際組織や多国間条約などの国際的な制度への影響力拡大に努めている。これらは中国では「話語権」の問題として捉えられている。中国は、これまで経済力や軍事力などの物質的（material）な資源におけるパワーの向上による「大国」「強国」を目指し、それを一定程度実現してきた。それが、今日、支配や体制の正統性という非物質的（nonmaterial）な価値を、国内のみならず外に向かっても主張しはじめている。

本稿においては、新型コロナウイルス感染症の世界的拡大のなかで、中国がグローバル社会において主張を強める自己の正統性とその限界について議論することとする。

Ⅰ　新型コロナウイルス感染症の発生と中国の対応

２００３年春に中国広東省でＳＡＲＳ（重症急性呼吸症候群）が流行した際の中国当局の対応については、これが国境を越えて感染が世界に拡大するパンデミックとなるとの意識は極めて低かった。当時、まだ今日のような大国ではなかった中国は国際社会への感度が低く、この問題を担当する衛生部のような国内官庁は国際感覚を全く欠いていた。当初はＷＨＯ（世界保健機関）からの情報提供の依頼にも消極的で、調査団の現地への訪問も拒んでいた。一方で、対外関係を担当する外交部の所掌範囲は二国間の政治外交関係に限定され、国境を越える感染症のような問題は衛生部に任せきりであった。4月に入り中国の最高指導部が従来の方針を大きく転換し、情報開示と国際的な協力に踏み切ったのは、首都北京において大規模な感染爆発に至ったことが主な原因である。中央と地方、更に、対外関係と国内問題を所管する官僚組織の分断により、中国全体として統一的な対応をとれるようになるまで時間がかかった。その後、情報公開やWHOとの連携も実現し、北京では感染の封じ込めに成功し、中国政府は6月に終結宣言を出し、この問題は収斂するに至った。[1]

２０１９年末にはじまり、２０２０年1月に武漢で感染爆発が生じた新型コロナウイルス感染症の際にも、中央政府指導者が正確な情報を把握するまでには時間がかかった。しかし、SARSの際には、中央の政策転換までに3か月以上かかったが、新型コロナウイルス感染症の場合には3週間程度であった。更に、一旦、中央指導者レベルで政策転換に至った後の徹底した感染封じ込めの姿勢は、SARSの際の対応以上であった。一方で、約半年で中国国内において感染がほぼ終息したSARSとは異なり、新型コロナウイルス感染症は、その後中国内でほぼ封じ込めに成功しながらパンデミックとして世界に拡散し、多くの国で流行を繰り返す事態に至った。このことはその後の中国の対外関係に大きな影響を及ぼすこととなる。また、SARSの発生した２００３年とは異なり、中国はすでに米国に次ぐ大国となり、国際社会における存在は巨大なものとなっていた。

新型コロナウイルス感染症が発生する以前から中国国内では、今や大国となった自国をたたえる勝利感にひたった雰囲気が広がっていた。これまで中国当局は過剰な被害者意識を政権の求心力を得るための国内ナラティブとしてきたが、今日、自国への過剰な自信をも求心力に転化するようになった。対立する米国トランプ政権が新型コロナウイルス感染症に上手く対応できないのを尻目に、中国当局は封じ込めに成功した自国の体制の賞賛に努めた。最初の感染が中国で発生したことへの負のイメージを払拭しようとするかのごとく、主に途上国を対象に、いわゆる「マスク外交」「ワクチン外交」が積極的に展開された。しかし、これも欧米諸国からは、新型コロナウイルス感染症に乗じた影響力拡大の手段であるとして、むしろ警戒の目で見られるようになった。

この間、新疆ウイグル自治区の人権問題や香港国家安全維持法導入によって、欧米の対中国観は大幅に悪化した。更に、諸外国からの批判に対して、中国の外交官らがあまり外交的とはいえない激しい言葉で反撃する姿勢は、西側メディアによって「戦狼外交」のレッテルを貼られることとなった。対外関係への感度が低下し、中国の国内論理がそのまま外に出てくるような言動は、すでに生じていた米国との対立のみならず、オーストラリア、カナダ、更には欧州主要国においても対中イメージの悪化を招いた。このようななかで中国は、歴史的には欧米中心に形成されてきた今日のリベラルな国際秩序に対しても、正面から否定する姿勢を見せるようになっている。トランプ政権時代に始まった貿易や安全保障などの伝統的な物質的側面における対立は、今や中国対西洋の理念的、非物質的な側面にまで及ぶようになったのである。

Ⅱ　欧米主導の国際秩序への異議申し立て

今日の中国は、イデオロギー面においても自国の政治体制の正統性を正面から主張するようになってきている。歴史的に欧米主導の価値観によって形成された国際秩序に異を唱える姿勢をはっきりと示し、今や、制度や言説など非物質的な側面においても西洋への対抗姿勢を強めつつある。

2021年3月、バイデン政権成立後初の米中外交ハイレベル会談がアラスカ州アンカレッジで行われた。会議の冒頭、中国側外交トップの楊潔篪政治局委員は「中国と国際社会が従い支持するのは、国連を中心とする国際システムと国際法による国際秩序であり、一部の国が提唱するような『ルールに基づく』国際秩序ではない」「米国や西側諸国が国際世論を代表することはできない。人口規模や世界の潮流において、西側諸国は国際世論を代表することはできない」「米国政府が代表できるのは米国についてだけである。世界の圧倒的多数の国々は、米国の意見や米国が提唱する普遍的価値が国際世論を代表するとは認識していない。また、こうした国々は、少数の人々によって形成されたルールが国際秩序の基礎をなすとは思わないだろう」と述べた。[2] すでに米中関係が厳しい対立に陥っているなかで、中国外交当局の最高責任者として国内向けに強い姿勢を示す必要があったにせよ、中国が欧米主導の国際秩序にはっきりと反対する姿勢を示した発言として注目される。

また、国務委員兼外交部長の王毅は、別の場で、中国の台頭と、西側のイデオロギー、制度面での競争に関して、「モデルが一つしかないようなことがあってはならない」「自分達と異なる制度を中傷し、圧力をかけ、唯我独尊だと吹聴することは、ある意味で『制度的覇権』である」として、欧米主導の政治体制や国際制度への対抗姿勢を示した。[3] 王毅はまた、「中国には中国の国情に沿った民主主義があり、民主の形が米国と異なるだけで、中国に権威主義や専制主義のレッテルを貼るのは民主的な態度ではない」とも述べている。[4] かつての中国は、民主や人権などの政治体制をめぐる問題については内政干渉であるとして防御的な姿勢をとってきた。しかし、最近は、「中国式民主」も民主主義であるとして、自分たちの体制の正統性も正面から主張するようになっている。

中国は国連に加盟後、欧米中心の国際秩序については慎重な姿勢を維持しつつも、自由貿易システムなど自国に有利な制度は選択的に受け入れ、発展を享受してきた。現行の国際秩序の受益者といえる。近年においても中国の国際政治学者の多くは、中国が近い将来、既存の国際秩序に正面から挑戦し、米国にとって代わるような存在になるとは見てこなかった。[5]

しかし、習近平時代になって提示された「新型国際関係」や「人類運命共同体」のような概念の背後には、これまでの西洋中心の国際秩序への対抗姿勢が見える。元中国駐英大使の傅瑩は、すでに米中対立が深刻化する前の２０１６年において、今日の国際秩序は、欧米の価値観、アメリカによる軍事網、そして国連その他国際機関の三つの柱からなるが、中国が強く帰属意識をもつのはこのうち国連による秩序のみであると述べている。[6] アンカレッジでの楊潔篪発言は、よりはっきりと米国主導の国際秩序を否定するものである。楊潔篪が述べたとおり、国連の場では、欧米先進諸国は少数で、数の上では途上国が多数を占める。これらには権威主義体制の国々も多く、法の支配や人権をめぐるリベラルな価値観に基づく欧米中心の国際秩序への共感は強くはない。一方で、中国の提示する「新型国際関係」や「人類運命共同体」は曖昧な概念で、今のところ中国の価値観や理念について途上国からの広範な共感を得るに至ってはいない。[7] これらの国々における中国の影響力の源泉は、これまでのところその圧倒的な経済力から来るものといえる。

楊潔篪は、「中国が支持するのは国連システムであり、一部の国が提唱する『ルールに基づく』国際秩序ではない」と主張する。しかし、大西洋憲章に見られるとおり、国連設立の基本的理念の背景には米英のリベラルな考えや規範が存在し、本来、国連システムとは、ルールに基づいた国際秩序を目指すものである。[8] また国連は、その主要な目的として、「世界の平和と安全の維持」のみならず、「人権および基本的自由の尊重」も掲げている。[9]

Ⅲ　パワー認識の変化

1．ソフト・パワーとパブリック・ディプロマシー

国際関係や国家の対外政策に影響を及ぼす要因を考える際に、ケネス・ウォルツ（Kenneth N. Waltz）に代表される多くのリアリストは伝統的な軍事力や経済力など物質的要因を重視す

る一方で、[10] コンストラクティビストは、主体が有する規範や認識など理念的な要因や主体間の社会的な相互作用に着目する。そこでは、制度の主要因は、関係主体が間主観性を通じて定義する社会的規範にあると考えられる。制度の具体的内容は、関係主体の認識や行動によって形成されると同時に、伝播、討議、説得などの過程を通じて国々の間で共有される。しかし、そのような共有意識は、時代や場所によっても異なる相対的なものである。[11]

国際政治学者のジョセフ・ナイ（Joseph S. Nye Jr.）は、冷戦後の国際関係において国力を説明する要因として、軍事力や経済力、人口、技術力など、強制あるいは利益によって相手の行動に影響を及ぼす力だけでは十分ではないと考えた。そして、相手を魅了し協力を得る力や、外交の場におけるアジェンダ・セッティングなどの能力としてのソフト・パワーの存在を指摘し、伝統的な国力概念であるハード・パワーと区別した。[12] ナイは、ソフト・パワーを「強制や経済的利得によらず、自国が望む結果を他国も望むようにする力」と定義する。[13] コンストラクティビストも、強制を用いることなく他者の選好を左右するという狭義の文脈におけるソフト・パワーに注目する。[14]

一方で、パブリック・ディプロマシーに関しては、そのような表現の有無は別として、他国の世論に働きかけようとする国家の活動の歴史として、かなり時代を遡ることができる。[15] 但し、今日的な意味での「パブリック・ディプロマシー」という用語は、１９６５年に米国の元外交官であるエドムンド・ガリオン（Edmund Gullion）が使い始めたものとされる。[16] その後、今日につながるパブリック・ディプロマシーへの関心が高まったのは、１９９０年代半ば以降である。イギリスにおける国家ブランドの議論の高まり、更には、２００１年の9・11同時多発テロを受け、パブリック・ディプロマシーの重要性が強く認識されるに至った。その背景として、冷戦終結によるパワー認識の変化とグローバルな市民社会の台頭、情報技術の進展による情報空間の変容、拡大などがある。[17]

対外的な利益の確保とその目的の達成のために、自国のイメージ、プレゼンスを高め、自国への理解を増進させようとするパブリック・ディプロマシーの目的はソフト・パワーと深く関連する。ソフト・パワーは、相手を魅了する力であり、他国をむりやり従わせるのではなく、味方につける力である。ナイはまた、ソフト・パワーとして、その国の文化や政治的な価値観、対外政策なども例としてあげるが、[18]パワーの源泉は国家や政府だけではなく、むしろ広く市民社会のあり方からも来るものと考えられる。したがって、国家の魅力は、政府以外の民間部門の多様な主体によっても担われることになる。しかし、そうであれば、国全体としてのソフト・パワーを観念することはできても、それを政府が特定の政策目的に活用することには限界がある。[19]そこでのソフト・パワーは相手の共感を得られるか否かが重要となり、他国の国民がどのように認識するかに依存する性質のものなのである。

国家を相手とする伝統的な外交とは異なり、パブリック・ディプロマシーにおいて働きかけるべき対象は、他国の国民あるいは組織である。但し、パブリック・ディプロマシーも伝統的外交と同様に、政府が実施主体となり国益の増進を目指すものである。その意味では、民間の多様な主体も担い手となるソフト・パワーと政府が主体となって展開するパブリック・ディプロマシーは区別して考える必要がある。しかし、ある国のソフト・パワーが大きく、つまり、国家としての魅力があれば、一般に他国の国民からの共感も高まることから、当該国家の政府によるパブリック・ディプロマシーも効果的に展開しやすくなるという関係にある。

では、国家の対外広報活動としてのパブリック・ディプロマシーは、国家による宣伝活動としての「プロパガンダ」とはどのように違うのか。外交学研究者のジェフ・バーリッジ（G.R. Berridge）は、プロパガンダとは、マスメディアを通じ政治的目的をもって世論を操作することを目的とするものと定義する。そして、そのようなプロパガンダにも宣伝となる根拠を客観的に示したホワイト・プロパガンダとそうではないブラック・プロパガンダがあるとした上で、パブリック・ディプロマシーとは、他国の国民を対象としたホワイト・プロパガンダの今日的呼称にすぎないと喝破する。[20]

2．中国におけるソフト・パワーとパブリック・ディプロマシーへの関心の高まり

ソフト・パワーの概念は、中国においても研究者や政府関係者によって熱心に取り入れられてきた。最初に中国に紹介した研究者の一人は、１９９３年、当時上海復旦大学の国際政治学者の王滬寧であったといわれる。[21] すでに中国共産党第16期中央委員会全体会議における江沢民報告では「今日の世界では文化は経済、政治と融合し、総合国力競争における地位と役割がますます重要になってきた」「中国は引き続き民間外交と文化交流を促進していく」として、[22] ソフト・パワーやパブリック・ディプロマシーへの関心が示されている。中国ではそれまでにも

人民外交という概念はあったものの、パブリック・ディプロマシーは「公共外交」とされ、胡錦濤時代の２０００年代後半以降、対外文化交流や文化宣伝が強調されるようになり、公共外交という概念が定着する土台が形成されるようになった。[23]

中国におけるこのような分野への関心は、中国脅威論の高まりとも関連する。今世紀に入っての中国の急速な経済発展は、軍事費の増大も含め、国際社会の各方面にわたる存在感を大きく押し上げた。胡錦濤のブレーンとされる鄭必堅による「平和発展論」が示すように、[24]中国としても、国際社会からの警戒を和らげ、信頼できる責任ある大国であると国際社会に認識させる必要性が高まった。また、２００８年夏の北京オリンピックを前にチベット騒乱が発生し、聖火リレーへの妨害行為が世界各地で発生したように、中国自身のイメージについての関心も高まった。そして、２００９年の第11回駐外使節会議において、胡錦濤は国家指導者としてははじめて公共外交に言及し、対外文化交流とともに中国外交戦略の一つと位置づけた。[25]

当時国務委員兼外交部長の楊潔篪は「公共外交」について、外国の大衆に自国の国情と政策理念を紹介すると同時に、自国の大衆に自国の外交政策を紹介するものであり、その目的は国内外の大衆による理解、賛同を獲得し、良い国家イメージを確立し、望ましい国際環境を作り出し、国家の利益を擁護、促進することであると述べている。[26]中国の公共外交は、他国の国民や組織への働きかけだけでなく、自国民の理解を得ることにも重点を置く点に特色がある。今日の中国の公共外交は、かつてのように外部からの批判に対抗するだけでなく、自国の政策の正統性を発信し、望ましいイメージの形成に努め、更には、自国への批判に対して立ち向かい、必要に応じて他国を攻撃することで自国の国益を増進する姿勢へと転換してきている。[27]

３．パブリック・ディプロマシーから「話語権」の追求へ

今日の中国における「話語権」の主張も、このようなソフト・パワーやパブリック・ディプロマシー概念への関心の高まりの延長上にある。話語権は、言説（discourse）を通じた影響力（power）であり、主観的意識を言説として表現、運用する力であるがゆえに、国際話語権は文化、イデオロギー、価値観を反映する。[28]今日の中国では、伝統的なハード・パワーに基づく国力は高まった一方で、国際社会においてそのような国力に見合うだけの発言権が十分ではないという認識のもと、非物質的側面での存在感に対する承認欲求が高まっている。この背景には国際関係におけるグローバル化の進展や、中国の国力向上にともなう多国間外交の活発化もある。

今世紀に入り、中国がグローバル大国としてますます多くの領域に関与し、中国外交が多元的に展開するなかで、国際秩序形成においても、より積極的な役割を担いつつ自国の国益を増進するようになってきている。外交活動におけるアジェンダ設定や国際レジームを形成する力として、国際的な制度の創設、組織の運営やルールの解釈において主導的な役割を担うことにより国際分野のガバナンスに影響を与える能力などがある。国際機関における主要ポストの獲得などの人事や予算、これにともなう議決権の増大などが例としてあげられる。これらは国際制度に着目した話語権強化の試みで制度性話語権と呼ばれる。[29]中国のＡＩＩＢ（アジアインフラ投資銀行）の設立の背景には経済的な存在感の高まりにもかかわらず、ＩＭＦでの中国の議

決権の拡大を認めようとしない米国に対する大きな不満があったといわれる。制度性話語権の主張は、グローバル・ガバナンスの領域において顕著に見られる。中国は、国連海洋法条約において確立された公海の概念に対して異議を申し立てる一方で、極地、サイバー空間や宇宙など制度形成途上にある分野への積極的な参加の姿勢を示している。[30]

このような話語権の主張は、すでに胡錦濤時代から存在した。話語権という概念自体はすでに今世紀に入り中国人研究者の間では存在したものの、2008年以降増加傾向にあり、2010年以降大幅に増加した。[31] 研究者レベルの議論だけでなく、胡錦濤は2010年5月、ロシアのメドヴェージェフ大統領との会談で、「両国の国際問題における話語権の引き上げ」に言及している。[32] 共産党の公式文書においても、2011年10月の中国共産党第17期中央委員会全体会議（第17期六中全会）においてすでに「話語権」が登場している。[33] しかし、話語権の重要性を認識し、中国の国際的地位の向上のために強く主張するようになったのは、習近平指導部になってからのことである。2013年11月、習近平は中国共産党第18期中央委員会全体会議（第18期三中全会）において、「対外文化交流を拡大し、国際的な発信能力と対外話語体系建設を強化し、中華文化が世界に向かうことを推し進める」と述べている。[34]

かねてより中国では、西側は「話語権」の覇権を握っており、国際社会における中国の存在自体も往々にして西側の言説によって規定され、西側のいう「普遍的価値」により中国が批判にさらされているという不満があった。習近平時代になって、中国がディスコースの発信強化に積極的になった背景としては、新しいディスコースを積極的に提示することにより、中国自身の基準で国際世論をリードしていきたいという思惑がうかがえる。[35] 習近平時代になって打ち出された新型国際関係や人類運命共同体のような概念は、中国がハード・パワー、物質的側面での自信を背景としながらも、言説や国際制度という非物質的な舞台においても新しい国際関係の構築に積極的に関与していこうとする強い意思の表れといえる。

このような非物資的側面での国際的存在感を高めようとする中国の試みは、２０１８年以降に深刻化した米中対立、そして、その後の新型コロナウイルス感染症の世界的拡大の過程で更に積極化していった。米国を中心とする西側諸国からの批判に対し、中国は激しい反発を示しつつ自己の正統性を主張し、その結果、米国のみならず西側主要国との亀裂を更に深めた。このように西側との対立が高まるなか、２０２１年5月に開催された「中国の国際的発信能力建設の強化」に関する中共中央政治局第30回集団学習会において、習近平は「新たな情勢下で国際的発信工作を強化し、改善する重要性を深く認識し、我が国の総合国力と国際的地位に相応しい国際的発言権を形成し、我が国の改革、開放、安定に役立つ外部の世論環境を形成しなければならない」と述べ、引き続き話語体系の建設への意欲を見せた。同時に、習近平は「信頼に足る、愛すべき、敬うべきイメージをつくるために努力しなければならない」とも発言し、悪化した欧米諸国の対中イメージへの配慮も示している。[36] しかし、これは、中国の話語権追求の戦略的変更というよりも、過度に攻撃的で諸外国の反発を招いたこれまでの姿勢についての戦術的見直しにすぎないともいえる。

Ⅳ　中国の話語体系建設と正統性追求の限界

1．中国におけるソフト・パワー概念の受容

ソフト・パワーやパブリック・ディプロマシーの概念は中国においても熱心に受け入れられてきた。しかし、それは元来ナイが提起した意味とは多少異なるかたちでの受容であった。すでに述べたとおり、ナイは、ソフト・パワーを「脅したり経済的対価を支払ったりすることなく、自分がしてもらいたいことを他人がしたいと思わせる力」と定義し、それは、文化や政治的価値観、対外政策などから来るものとした[37]。一方、ソフト・パワーやパブリック・ディプロマシーなどの米国で生まれた概念は、一党独裁国家としての中国においてもすでに確立された宣伝システムに沿ったかたちで選択的に受容されてきた。中国のソフト・パワー強化策は、宣伝部門で管理され、対外宣伝は、共産党の国内政治目的にも資すべきものと考えられてきた[38]。ソフト・パワーを構成する要因としては、中国の文化や発展モデルなどが強調され、政治的価値などは慎重に避けられてきたのであった。

ソフト・パワーの影響力は、相手方のパーセプション、これに基づく共感が前提となるため、それは国家イメージにも左右される性質のものである。ソフト・パワーを開発し利用することは、軍事力や経済力によって他者に影響力を行使するほど、直接的かつ単純なものではない。ソフト・パワーは、外国に対し、中国を魅力的に見せるだけでなく、宣伝当局によって中

国国内的にも集団凝集性を高める必要があり、文化はそのような目的にも使われてきた。ソフト・パワー建設は、国外と国内に同時に向けられたのであった。[39] しかし、ナイは、本来、政府以外の民間部門の多くの主体も担うことになるメディアやその他の文化的なソフト・パワー資源を政府が管理しようとすれば、その政府はかえって信頼性を低下させることになると警告している。[40]

他方で、中国においては、国力増大が国際話語権の強化につながるはずであると考えられがちで、それゆえに現実がそうなっていないことへの不満が存在する。[41] 西側の文化覇権に対抗するために自国のソフト・パワーを高めなければならないという発想の背後には、中国の歴史認識やナショナリズムの存在もある。自由な情報の流通が制限されソフト・パワーの前提となる成熟した市民社会が育っていない中国では、話語権はソフト・パワーの一種としつつも、その決定要因はハード・パワーの大小にあると考えられがちである。[42] たしかに、ソフト・パワーの背後には、その国の文化の蓄積や国家としての情報収集能力、メディアを通した発信力など、物質的な要因も否定できない。しかし、ソフト・パワーの影響力を、ナイの定義のとおり、自分がしてもらいたいことを「自発的」に相手にさせる力と狭義に解すれば、そこには受け手の「共感」が不可欠となる。中国が国力に見合った話語権を獲得できていないという不満は、政府以外の自由で多様な市民社会の存在こそがソフト・パワーの重要な源泉である点への理解を欠いたものであり、話語権追求の限界を示すものといえる。

2. 習近平時代の正統性主張と「国家能力」

すでに2017年の駐外使節会議において、今日の中国は外国からの批判に対して防御的に反論するのではなく、自信をもって、自らの政治体制の正統性や政策の妥当性を堂々と主張すべきとの認識が示されている。[43] 話語権の主張は、中国版パブリック・ディプロマシーである「公共外交」とも密接に関連する。しかし、習近平時代になってからは、それ以前と較べ、中央の方針を直接反映する対外宣伝広報、文化の発信などがより重視されるようになった一方で、これまでの「公共外交」は外交部門が担当する活動の一部として狭義的に扱われ、あまり言及されなくなっている。元来西側発の概念であるパブリック・ディプロマシーに関し、今日の中国においては、党や政府色を排した「公共外交」という名のもとでソフト・パワーを高めようとする必要性はもはやなく、中国の発展を実現した共産党による統治こそが中国のソフト・パワーの源泉であるとする姿勢が見られる。[44]

対外宣伝や外交も、内の論理と言説によって共産党の国内目的に資するべきものとされ、国内における正統性の問題が、受け手の共感を考慮しないでそのまま外に向けられ、国際関係においても主張されることになった。その結果、中国は話語権の強化を唱えながら、パンデミックが世界的に拡大する時期に、その行動における国家の管理色が濃厚であるがゆえに、自国のソフト・パワーをむしろ低下させる結果となった。但し、この点に関しては、西側先進諸国と発展途上国では受け止め方の程度に幅がある点にも注意が必要である。

胡錦濤時代に提唱された「執政能力」という概念に代わり、習近平時代には「国家能力」という用語が強調されるようになった。「国家能力」の捉え方には、国家が力を掌握し意思を実際の行動に置き換える「強制能力」や、経済などの社会資源を掌握する力としての「動員能力」に加え、国家が社会に対して共有する価値観を形成する能力としての「感化能力」も構成要素として取り上げられており、アイデンティティや価値観にも着目する。[45] しかし、国内における「国家能力」行使とは異なり、主権国家から構成される国際社会においては、たとえ軍事力、経済力などの物質的な力に基づく「強制能力」や「動員能力」であっても、その影響力の行使は国内におけるような直接的なものではなく、一定の限界が存在する。国際関係における物資的要因を重視するリアリズムの考え方においては、中国の急速な台頭、現状変更の試みは、これに対抗する立場を同じくする国々による連携や同盟強化などのバランシングを誘発する。ましてや、アイデンティティや価値観に依存する非物質的な分野の「感化能力」については、国境を越えた影響力行使の難度は更に高くなる。国家が国際社会において自国の価値観を他者に共有させる能力は、相手方の自発的な受け入れの意思が必要となり、強制力によって他者に影響力を行使するほど単純なものではない。

中国が非物質的分野で国際的な影響力を高めるということは、単純にハード・パワーによる国力比較で米国に追いつき凌駕するという次元の問題ではない。国際レジームや国際機関における存在感を高めようとする近年の中国による制度性話語権追求の姿勢の背後には、話語権もハード・パワーの大小に依存するという考えが見える。しかしながら、中国が言説や国際制度の分野において存在感を高めようとする試みは、単に今日の米国一国を相手とするのではなく、米国の背後にある欧米の価値観、重厚かつ広範な歴史的、文化的蓄積に対して、共産党支配による単一国家の中国が対抗しようとする試みでもある。[46]ナショナリズムを背景として中国共産党式の宣伝による話語権によって、中国が世界に広く受け入れられる普遍的価値を提供できるのか。中国が西洋の普遍的価値に対抗するためには、中国自身で新たにこれに代わる普遍的価値を提示するしかない。大事なのは中国の送る対外メッセージにおいてどこが独特なのかではなく、どこが普遍的かなのである。[47]

今日大国となった中国はしばしば各国にその地位への「リスペクト」を求めるが、それは力や説得で得られる性質のものではない。中国が国際社会においてしばしば誤解されているとする言説が中国内に存在するが、その問題は中国がありのまま正確に理解されれば、あるいは相手を説得すれば、解決されるという前提に立っており、そこに中国式話語権追求の限界があるといえる。

おわりに

冷戦終結により20世紀の長いイデオロギーの争いに終止符が打たれ、欧米のリベラルな民主主義体制が人類社会の歴史の進歩の終着点となったとの認識が広がった。[48]天安門事件を経て、かろうじて共産主義国家として生き残った中国は、その後こうしたナラティブから来る圧力と対峙してきた。しかし、その後の歴史の経過を見れば、欧米民主主義諸国が停滞する一方で、中国の驚異的な経済発展は自国の体制への自己肯定感を高め、政権への国民の支持を維持し続けることに成功したといえる。このような自信に裏付けられた中国の対外的な主張は、習近平時代の「新型国際関係」「人類運命共同体」「一帯一路」といったアイデアや政策に反映されることになった。一方で、米国との関係では、トランプ政権になって急激に対立が深刻化した。中国から見れば、他の西側同盟国との協調を欠いたトランプ政権の一国主義的な姿勢、米国内での民主主義政治の混乱は、中国の正統性を世界に印象づける絶好の機会でもあった。しかし、この時期、トランプ政権が放棄したグローバル・ガバナンス領域のリーダーシップにおいて、中国が米国にとって代わって、新たな役割や価値観について説得力をもって提示することはなかった。

新型コロナウイルス感染症の世界的拡大の期間を通じて、中国は引き続き国益を狭く定義したような言動に終始した。その結果、トランプ政権を引き継いだバイデン政権も厳しい対中政策を維持するのみならず、米国の同盟国である日本やオーストラリア、カナダ、そして欧州主要国までもが対中警戒感を共有、強化するに至った。この間、中国をめぐる国際環境は悪化しているにもかかわらず、習近平政権は体制やイデオロギーをめぐる西洋との対立に、正統性までも主張しながら、正面から立ち向かおうとしているようにも見える。その背後にはこれまでの経済発展による自信や、ゼロ・コロナ政策における当初の成功があると考えられる。

しかし現実のところ、このような中国当局の正統性の主張に対しては、国際的な「同意」が得られないのみならず、国内における「同意」も表面的で、脆弱なものにも見える。２０２２

年12月上旬に、それまで政権の正統性の裏付けとしてきたゼロ・コロナ政策を突如撤回した背景には、感染力が強い一方で症状の軽いオミクロン株の登場や国内経済への負担に対する配慮がある。長引くゼロ・コロナ政策に対する不満は同年11月末の民衆抗議活動を誘発した。新型コロナウイルス感染症への「勝利」を国民に印象づけようと、当局の対応は過度に政治化され、その間の貧弱な国内ワクチン政策は、ゼロ・コロナ終了後の急速な感染拡大をもたらし、過大な感染者数を生み出した。こうした一連のプロセスは、コロナ対応における当初の成功で得た国民の政権への信頼性を揺るがすことにつながるのである。

今日の中国当局はこのような国際、国内双方からの圧力と不安のもとで、引き続き正統性をより強く主張せざるをえないがゆえに、ポスト・コロナ期における柔軟な政策調整を困難にしているともいえる。

【注】

1　ＳＡＲＳへの中国政府の対応に関し、政治社会的分析を行った代表的なものとして以下参照。John Wong, Zheng Yongnian, eds., *The SARS Epidemic, Challenges to China's Crisis Management*, World Scientific Publishing Co. Pte. Ltd. Singapore, 2004.

2　「米中外交トップ冒頭発言要旨」『日経新聞』２０２１年３月20日 <https://www.nikkei.com/article/DGKKZO70169690Z10C21A3FF8000/>（２０２２年5月29日最終確認）。

3　「国務委員兼外交部長王毅就中国外交政策和対外関係回答中外記者提問（2021-03-07）」中国外交部ホームページ<https://www.fmprc.gov.cn/web/wjbz_673089/zyhd_673091/t1859110.shtml>（２０２２年5月29日最終確認）。

4 「王毅同美国対外関係委員会視頻交流（2021-04-24）」中国外交部ホームページ〈https://www.fmprc.gov.cn/web/wjbz_673089/zyhd_673091/t1859110.shtml〉（２０２２年５月29日最終確認）。

5 Huiyun Feng, Hai He, Xiaojun Li, *How China Sees the World: Insights from China's International Relations Scholars*, Palgrave Macmillan, Singapore, 2019, pp.21-40.

6 Fu Ying, "China and the Future of International Order," London, speech at Chatham House, The Royal Institute of International Affairs, 2016.

7 たとえば東南アジア諸国を対象にした調査では、中国への信頼感は米国と較べ全般に低く、日本への信頼が高い傾向がある。ASEAN Studies Center, ISEAS - Yusof-Ishak Institute, *The State of East Asia:2021 Survey Report*, February 2021(https://www.iseas.edu.sg/frontpage-publications/the-state-of-southeast-asia-2021-survey-report-2/)（２０２２年５月29日最終確認）。

8 国連の理念とは、その設立の基礎となったルーズベルト・チャーチル会談による大西洋憲章において、領土の一方的変更の禁止や海洋の自由などが盛り込まれている。The Atlantic Charter, August 1941(https://www.nato.int/cps/en/natohq/official_texts_16912.htm)（２０２２年５月29日最終確認）。

9 「国連の目的と原則」国際連合広報センター〈https://www.unic.or.jp/info/un/charter/purposes_principles/〉（２０２２年５月29日最終確認）。

10 クラシカル・リアリズムや、ネオ・クラシカル・リアリズムは非物質的な要因にも着目しつつ、国家の体外行動の主たる要因としては物質的側面に重点を置いている。

11 鈴木基史『グローバル・ガバナンス講義』東京大学出版会、２０１７年、１０３-１０４頁。

12 Joseph S. Nye Jr., *Soft Power -The Means to Success in World Politics*, Public Affairs, New York, 2004, p.8.

13 Ibid., p.5.

14 泉川泰博「パワー概念と安全保障研究」『国際安全保障』39巻第４号、２０１２年、３頁。

15 北野充「パブリック・ディプロマシーとは何か」金子将史・北野充編著『パブリック・ディプロマシー：「世論の時代」の外交戦略』ＰＨＰ研究所、２００７年、16頁。

16 小川忠「主要国のパブリック・ディプロマシー」金子将史・北野充編著『パブリック・ディプロマシー』48頁。

17 北野、前掲書、16-17頁。
18 Nye, *op.cit.*, pp.5-15.
19 北野、前掲書、34-35頁。
20 G.R. Berridge, *Diplomacy: Theory and Practice*, London: Palgrave Macmillan, 2010, p.178.
21 王滬寧「作為国家実力的文化：軟実力」『復旦学報（社会科学版）』１９９３年第3期。
22 江沢民「全面建設小康社会、開創中国特色社会主義事業新局面―在中国共産党第十六次全国代表大会報告」『求是』２００２年第22期、3-19頁。
23 張雪斌『日本と中国のパブリック・ディプロマシー：概念変容に伴う新たな競争』ミネルヴァ書房、２０１９年、77頁。
24 Zheng Bijian, “China's Peaceful Rise to Great Power,” *Foreign Affairs*, September/October, 2005.
25 楊潔篪「努力開拓中国特色公共外交新局面」『求是』２０１１年第4期、43-46頁。
26 楊、同右論文、43頁。
27 青山瑠妙「防御的、積極的、そして攻撃的パブリック・ディプロマシー：中国における3つの要素」『国際問題』No.635, ２００７年。
28 張志洲「中国国際話語権的困局与出路」『緑葉』２００９年代5期、２００９年。
29 制度性話語権については、以下を参照。加茂具樹「制度性話語権と新しい五カ年計画」『中国政観』霞山会、２０２０年〈https://www.kazankai.org/politics_list.php?no=0〉（２０２２年5月29日最終確認）。
30 カーラ・フリーマン（Carla Freeman）は、中国のグローバル・コモンズに対するアプローチは、これまでの先進諸国の姿勢とは異なっていると指摘する。Carla Freeman, “An Uncommon Approach to the Global Commons: Interpreting China's Divergent Positions on Maritime and Outer Space Governance,” *The China Quarterly*, 20, 2019.
31 高木誠一郎「中国外交の新局面：国際『話語権』の追求」青山国際政経論集85号、２０１１年、6頁。
32 「提高中俄国際事務中話語権」『新浪網』〈http://news.sina.com.cn/o/2010-05-10/081017486968s.shtml〉（２０２２年9月26日確認）。
33 中共中央文献研究室「中共中央関与深化文化体制改革推動社会主義文化大発展大繁栄若干重大問題決定」『十七大以来重要文献選編（下）』中共中央文献社、２０１３年。

34 「中共中央関于全面深化改革若干重大問題決定」（二〇一三年十一月十二日中国共産党第十八届中央委員会第三次全体会議通過）」中国共産党新聞網、２０１３年11月16日〈http://cpc.people.com.cn/n/2013/1116/c64094-23561785-11.html〉。

35 江藤名保子「習近平政権の『話語体系建設』が目指すもの：普遍的価値への挑戦となるか」東京財団政策研究所、２０１７年〈https://www.tkfd.or.jp/research/detail.php?id=258〉（２０２２年５月29日最終確認）。

36 「習近平在中共中央政治局第三十次集体学習時強調 展示真実立体全面的中国 加強和改進国際伝播工作」『人民日報』２０２１年６月２日、第１版。

37 Nye, *op.cit.*, p.5.

38 Kingsley Edney, "Soft Power and the Chinese Propaganda System," *Journal of Contemporary China*, 21 (78), 2012, p.901.

39 Ibid., p.913.

40 Nye, *op.cit.*, p.113-115.

41 高木、前掲論文、11–12頁。

42 張志洲、前掲論文。

43 張雪斌、前掲書、１８４–１９５頁。

44 同右書、２０９–２１１頁。

45 王紹光「国家治理与基礎性国家能力」『騰訊網』〈https://new.qq.com/omn/20211109/20211109A0BQJ200.html〉（２０２２年５月29日最終確認）。

46 G. John Ikenberry, "The Rise of China and the Future of the West: Can the Liberal System Survive?" *Foreign Affairs*, January/February 2008.

47 D・シャンボー『中国グローバル化の深層：「未完の大国」が世界を変える』（加藤祐子訳、原著は２０１３年発行）朝日新聞出版、２０１５年、２７８–２７９頁。

48 Francis Fukuyama, "The End of History?" *The National Interest*, No.16, Center for the National Interest, 1989, pp.3-18.

第4章

基層社会における「グリッド・マネジメント」の展開と国家能力の再構成

江口伸吾

はじめに

２０１９年12月、中国の武漢市に始まる新型コロナウイルス感染症（ＣＯＶＩＤ‐19）の蔓延は、中国国内は言うまでもなく、瞬く間に世界的なパンデミックに至り、人々の生活世界はその根底から大きく変貌を迫られた。これに対して各国政府は、政策的な重点の置き方の違いにより、さまざまな政策が選択されたが、中国政府は、党、国家主導による感染拡大の徹底的な封じ込めを図るゼロ・コロナ政策を実施した。すなわち、２０２０年1月20日、習近平は、新型コロナウイルス感染症の蔓延に対策を講じるよう重要指示を提示し、23日の武漢封鎖、24日の中央軍委新型肺炎領導小組の設置、25日の中央政治局常務委員会における中央新型肺炎領導小組の設置へと続き、党、国家主導の政策的な対応のメカニズムが形成された。[1]

新型コロナウイルス感染症の蔓延防止の対策として、重要な政策手段の一つとなったのが、基層社会における「社区（community）」を介した「網格化管理（grid management/ governance, 以下はグリッド・マネジメント）」である。[2] 特に、２０２０年1月20日の習近平の重要指示を受けて、同日に設置された国務院新型コロナウイルス感染症による肺炎流行の予防と制御のための共同対策業務メカニズム（「国務院応対新型冠状病毒感染的肺炎疫情聯防聯控工作機制」）により、同月24日に「新型コロナウイルス感染症による肺炎の流行の社区における予防と制御の強化に関する通知」が発出され、その全体要求として、「社区の動員能力を充分に発揮し、グリッド、絨毯式管理を実施し、共同で防衛、管理し、着実な防衛、管理と総合的な管理措置を有効に実施し、『早期の発見、報告、隔離、診断、治療』を行い、ウイルスの侵入、蔓延、拡大を防ぎ、疫病の伝播をコントロールする」ことが強調された。[3] この結果、新型コロナウイルス感染症の蔓延を抑止しつつ、同年2月3日の中央政治局常務委員会において、経済活動の再開（「復工復産」）の政策的転換が模索され、同年4月8日には武漢のロックダウンが解除された。[4]

これらの党、国家主導による一連の政策過程は、基層社会における中国の国家能力（state capacity）の変化を考察する機会を提供した。すなわち、新型コロナウイルス感染症のエピデミックという非常時の特異な政治状況において、中国政府の対応の過程を考察することにより、政策的な目標を達成するための組織的な技術や制度の構成体として捉えられる国家能力の実態を検証する機会が生まれた。また、中国においても、国家能力の問題が長く論議され、①国際システム（領土、主権、海外公民が侵害されない能力）、②国家、市場関係（マクロ経済管理能力）、③国家、社会関係（資源吸収能力、突発公共事件への対応管理能力、公共サービス能力、強制的な規制能力）がその焦点とされた。[5]

以上を踏まえ、本章では、これらの論点の一つとなる国家による社会的領域の諸資源の動員能力を検証する。[6] また、本章では、新型コロナウイルス感染症の蔓延防止における基層社会の対応、とりわけ社区におけるグリッド・マネジメントに着目し、その起源となる胡錦濤指導部から習近平指導部における政策的展開と制度的発展を整理する。さらに、国家能力という視点から、新型コロナウイルス感染症の危機を契機にして顕在化した中国の社会ガバナンスのイノベーションが、基層社会の国家、社会関係にもたらした変化を跡付け、基層社会における国家能力の変化の実態を考察する。

Ⅰ　社区におけるグリッド・マネジメントの展開と制度的発展——「経路依存」の視点から

1．社区におけるグリッド・マネジメントの展開——新型コロナウイルス感染症に対峙して

2020年1月20日の習近平の重要指示により転換された新型コロナウイルス感染症の蔓延防止の対策は、社区における取り組みを重視した。例えば、同年2月3日、中央政治局常務委員会において、中国全土を碁の盤面のように例えながら、「各地区は地方党委員会と政府の責任を固め、社区の感染拡大を阻止するグリッド・マネジメントを強化し、さらに周到で、効果のある措置をとり、新型コロナの蔓延を阻止する」ことが指摘された。[7]また同月10日には、習近平自ら、北京市朝陽区安貞街道にある安華里社区を視察し、「社区は、共同防衛・管理の第一線であり、外部からの侵入と内部の拡散を防ぐ最も有効な防衛戦である」と強調した。[8]

中国全土を碁の盤面として捉える際、その最小単位がグリッド（「網格（grid）」）である。すなわち社区をある一定の戸数で複数のグリッドに区分けし、そこで活動するグリッド担当者（「網格員」）が各地域内の人、土地、物事、組織等の情報を収集、集約し、その情報を共有して基層社会を管理する。特に新型コロナウイルス感染症の蔓延防止に際して公布された「新型コロナウイルス感染症による肺炎の流行の社区における予防と制御の強化に関する通知」では、「街道

（郷鎮）」とそれが管轄する「社区（村）」の具体的な任務として、①「グリッド、絨毯式管理」を実施し、社区は新型コロナウイルス感染症の蔓延を予防、制御するシステムを作り、社区住民の参加を促す、②人々の追跡を強化し、社区をグリッドとして人々の健康の監視、人々の往来状況の追跡調査を進め、ビッグデータを利用して、武漢から来た人を正確に管理する、③濃厚接触者を管理し、社区のグリッド担当者、家庭契約医師、予防保険医が接触者に正確な診断を促し、疫病予防制御機構と協力して接触者の追跡管理を行い、ローラー式の追跡、診断、隔離治療を行う、④愛国衛生運動を強力に進める、⑤一通の手紙（「一封信」）の方法を用いて健康に関する宣伝教育を強化することがあげられ、基層社会の社区、グリッド・マネジメントがその主軸を担った。[9]

また、この通知には、「新型コロナウイルス感染症による肺炎の流行の社区における予防と制御の工作計画（試行）」が付され、「中華人民共和国伝染病防治法」「中華人民共和国基本医療衛生与健康促進法」「突発公共衛生事件応急条例」「突発公共衛生事件応急預案」「新型冠状病毒感染的肺炎病例監測方案」の関連法令に照らして、具体的な措置も規定された（表１）。

表 1　社区の予防、制御の計略及び措置

感染状態	予防、制御の計略	予防、制御の措置
感染者なしの社区	外部からの侵入の防止	①組織動員：社区は新型コロナウイルス感染症による肺炎流行の予防と制御の組織体系を構築する。街道（郷鎮）と社区（村）の幹部、社区衛生サービスセンターと家庭契約医師を中心に、住民とボランティアの参加を奨励し、専任・兼任からなる工作チームを結成する。グリッド化、絨毯式管理を実施する。責任は各人が担い、社区（村）、住居ビル（自然村）、家庭を完全にカバーし、予防・管理措置を実施する。
		②健康教育：さまざまな手段を最大限に利用し、新型コロナウイルス感染症による肺炎の予防・制御の知識宣伝を展開する。衛生の重視、悪習の排除を積極的に唱導し、むやみに捨て、吐く等の文明的ではない行為を排除し、「各人が自分の健康の第一の責任者である」「自分の健康は自分で行う」の良好な雰囲気を作る。大衆に健康の知識を十分に理解させ、防護の要点を把握させ、手洗い、換気、清潔を保持する良好な習慣を身に付けさせ、外出を減らし、集会への参加を避け、マスクを着用し、動物（特に野生生物）、禽類やその糞便に触れないようにする。
		③情報告知：公衆に診察の情報を発表し、呼吸器症状があらわれ、発熱していない人は社区衛生防護センター（郷鎮衛生院）で受診し、発熱患者は発熱診察を受診し、新型コロナウィルス感染者は定点病院で診察を受診する。毎日、現地及び本社区の感染情報を発表し、外出、旅行のリスクを提示する。
		④感染地域から戻った人員の管理：社区は、感染地域から戻った人員を直ちに所在の村支部や社区に登録し、現地の衛生院、村医、社区衛生サービスセンターで診断を受けさせ、毎日 2 回診断し、同時に自ら 14 日間の自主隔離を行うよう要求する。あらゆる感染地域から帰郷して発熱、呼吸器症状が出た人は、直ちに近くで受診し、要求に応じて自宅隔離、或いは政府指定の場所や病院で隔離する。その濃厚接触者も自宅隔離、或いは政府指定の場所で隔離しなければならない。隔離期間は、現地の医療従事者或いは疫病予防制御センターと連絡し、追跡観察する。
		⑤環境衛生ガバナンス：社区は、環境整備を主とし、薬物消殺を補助として伝染病を媒介する生物の総合防備を展開し、住民小区、ゴミの中継所、建築現場等の重点場所を衛生的に清掃し、ゴミの汚物を処理し、ネズミ、ゴキブリ、蚊、蠅等の伝染病を仲介する生物の発生環境を取り除く。伝染病を媒介する生物の全面的な防備と消殺を適時に組織し、伝染病を媒介する生物の密度を効果的に下げる。
		⑥物資の準備：社区と家庭は、体温計、マスク、消毒用品等の必要な予防用品と物資を準備する。
感染者が存在し、感染爆発した社区	内部の拡散防止、外部からの侵入防止	①～⑥の措置
		⑦社区の予防保健医、家庭契約医師、社区幹部等のグリッド担当者の役割を十分に発揮し、新型コロナウィルス感染の濃厚接触者を検査し、また在宅或いは集中医学観察を実施し、条件が許せば集中観察場所を明確にすべである。毎日濃厚接触者の健康状況を追跡し、観察対象が自分自身の状況の変化をより敏感に観察し、随時記録する。患者の隔離管理と定点病院への搬送等の準備を整える。
		⑧消毒：社区は疫病予防管理機構に協力し、病例のある家庭、住居ビルのユニット、単位事務室、会議室等の疫病スポットの消毒、及び公共の場所の清潔な消毒を行う。
社区の感染拡大	内部の感染蔓延の防止外部からの侵入防止	①～⑧の措置
		⑨感染地域の封鎖：感染地域に指定された社区に対して、必要に応じて感染地域の封鎖措置を講じ、人員の出入りを制限し、臨時に家屋、交通手段等を徴用することができる。
		⑩人員の集まりの制限：社区内では、市場、集会等の人々が集まる活動を制限或いは停止し、公共浴場、温泉、映画館、ネットカフェ、カラオケ、ショッピングモール等の公共の場所を閉鎖する。必要に応じて、操業停止、休業、休講する。

出所：国務院応対新型冠状病毒感染的肺炎疫情聯防聯控工作機制「附件：新型冠状病毒感染的肺炎疫情社区防控工作方案（試行）」『中華人民共和国国家衛生健康委員会』〈http://www.nhc.gov.cn/jkj/s3577/202001/dd1e502534004a8d88b6a10f329a3369.shtml〉（2021 年 6 月 25 日閲覧）。

２．グリッド・マネジメントの制度的起源――ＳＡＲＳ危機を契機にして

グリッド・マネジメントは、基層社会の社区に設置され、制度的に発展した。その起源の一つとして、胡錦濤が党総書記に選出された翌日の２００２年11月16日に中国広東省で最初の患者が発見されたＳＡＲＳ（重症急性呼吸器症候群）対策があげられ、その後、基層社会における非対称的な権力の源泉である党の指導に基づき、グリッド・マネジメントが導入され、治安、民政等の多方面にわたりガバナンスの向上が図られた。この結果、基層社会におけるグリッド・マネジメントの制度建設は、基層社会における党建設、社会の安定の維持（「維穏」）といった最優先の政策課題と連動しながら、制度建設の自己強化のメカニズムが生まれ、他の経路への方向転換が難しくなるという経路依存（path-dependence）の論理が働いた。[10]

２００３年7月5日のＷＨＯによる終息宣言まで続いたＳＡＲＳの非常事態は、中国の政治社会が抱える諸問題を露呈させた。すなわち、①ＳＡＲＳ関連の流言、②医薬品、生活用品の買い占め、③北京離れ、帰郷による人の流動化、④社会秩序の攪乱、⑤道路の遮断等の犯罪、⑥他人との交流拒否、自己隔離、⑦蔑視、接触拒否等の相互信頼の低下、⑧迷信の流行といった中国社会のさまざまな問題を顕在化させ、その根本的な原因の一つとして、市民から政府、また政府と市民の意思疎通を図るシステムが未構築であることが指摘された。[11] また、公共危機管理の基本的な欠陥も論議され、①病院と患者の関係、②病院と医者の関係、③病院間の関係、④患者と民衆の関係、⑤患者と社区の関係、⑥社区間の関係、⑦政府と社区の関係、⑧政府間の関係が問題とされ、中国の基層社会における統治構造の脆弱性が指摘された。[12]

グリッド・マネジメントは、この危機を契機にして、基層社会の脆弱性と向き合いながら導入された。特に2003年、上海のSARS対策において効果を発揮した「二級の政府、三級の管理、四級のネットワーク（『二級政府、三級管理、四級網絡』／市・区の政府、市・区・街道の管理、市・区・街道・居民委員会のネットワーク）」の都市管理体制に一つの起源が求められた。[13]上海では、SARS対策において、同年4月16日、市政府が「十項措施（①領導の強化、全体的な調整、②完全な予防ネットワーク、③感染拡大の監視強化、④積極的、効果的な治療、⑤予防の強調、⑥国境ゲートと交通の検疫の増大、⑦医薬品、防護具、緊急用医薬品、備品等の十分な供給と備蓄、⑧大衆への宣伝活動のさらなる強化、⑨対外宣伝の強化、⑩疫病の予防と制御に関する研究の組織化）」を発すると共に、上述の管理体制の下で「行政的な垂直的関係と地域的な水平的関係を結合し、後者を主として、前者を管理すること」が強調された。[14]また、その際、地域的な水平的関係を担保する社区の機能が重視され、市内3393個の社区居民委員会がそれぞれに照明灯とフィルターの役割を果たし、1・9万人の居民委員会幹部が一つ一つの問題に対処したことがSARS対策に効果を発揮したと評価された。[15]この結果、最末端組織の社区が注目され、当時の上海市党書記の陳良于がグリッド・マネジメントの概念を言及するに至った。[16]

また、2004年、北京市東城区で始められた「1万平方メートルを単位とするグリッド都市管理新モデル（『万米単元網格城市管理新模式』）」にもう一つの起源が求められた。[17]このモデルの特徴として、①東城区全区を1593のグリッドに分けた科学的な管理モデル、②地理のコード化技術と情報化技術を用いた都市管理のデジタル化、③移動端末を利用した都市管理問題の正確な把握と迅速な処理（「城管通」の実施）、④情報技術を用いた都市管理の工程の再構成、⑤都市綜合管理委員会と都市管理監督センターの設置による都市管理の管理と監督評価の職能の分離、⑥全国レベル、都市管理工作の関係部署、街道、地区における総合的なパフォーマンス評価体系の確立、⑦遠隔操作技術（ＲＳ）、地理情報システム（ＧＩＳ）、全地球測位システム（ＧＰＳ）、データベース、安全防備によるグリッド都市管理情報プラットフォームの創出が進められた。[18] これは、グリッド・マネジメントが、デジタル社会への移行を視野に収めた都市建設の過程で推進されたことを示す。[19]

３．グリッド・マネジメントの制度的発展――胡錦濤指導部における基層社会の党建設

グリッド・マネジメントは、その後、地方政府レベルにおいて、制度的な発展を遂げた。特に注目された事例として浙江省舟山市の「グリッド・マネジメント、団体サービス（『網格化管理、組団式服務』）」がある。これは、グリッド・マネジメントと基層社会の社会集団のネットワークを系統化し、団体サービスを提供する新たなモデルとして注目され、２００７年末に同市普陀区桃花鎮を実験区にして導入され、２００８年８月に全市で実施された。[20] 特に同市では、「従来の郷鎮（街道）―社区（村）の関係性を前提にして、自然村や居住区を基礎、家庭を基本単位として、１００～１５０世帯を一つのグリッドに指定し、全市43個の郷鎮（街道）、約１００万人の人口を２３６０個のグリッドに分ける」と共に、「各グリッド内の大衆に対応したサービスチームの設置」「公共サービス資源の統合、グリッド内の住民への多様なサービスの提

供」が実施された。[21]

この事例の特徴として、グリッド・マネジメントが基層社会の党建設の推進の過程で進められたことがあげられる。特に社区（居民委員会、村民委員会）レベルにグリッドを設置し、これを党建設の最小単位として、一つのグリッドに党小組とサービスチームを備える「一つのグリッド、一つの党小組、一つのサービスチーム（『一網格、一党小組、一服務団隊』）」を推し進めた。すなわち、一つのグリッドに、郷鎮（街道）の幹部、社区の幹部、グリッド党小組組長、民警を中核にして、教師、医者、老幹部、漁業関係者、農業従事者等の6～8人で構成されるサービスチーム、また2～3人の党員からなる党小組が作られ、党組織が基層社会の末端まで広がった。[22] 例えば、同市普陀区の展茅街道では、全7906戸の住民に対して、100～150戸を基準にして66個のグリッドが設置され、全てのグリッドでサービスチームと党小組が結成され、「グリッドチーム＋グリッド党小組（『網格団隊＋網格党小組』）」モデルが浙江省の他の基層党建設に採用されるに至った。[23]

また、この試みは、基層社会における党建設ばかりでなく、党、国家の社会管理体制とサービスを有機的に結合させる官僚システムが基層社会に浸透する機会を提供した。すなわち、「大衆への便宜の提供（『為民、恵民、便民』）」「民声を網羅し、民情を理解し、民憂を取り除く」という目標の下、①市、②県（区）、③郷鎮（街道）、④社区（居民委員会、村民委員会）、⑤グリッドの五つの行政レベルから構成される管理システムが構築されたと共に、市党委員会書記、市長を組長とする「グリッド・マネジメント、団体サービス」の工作領導小組の指導の下、弁公室と五つの専門組織（①市党委員会政法委員による綜合治安平安組、②市党委員会組織部によるチーム管理組、③市民政局による城区（市内）工作組、④市漁農弁公室による漁（農）村工作組、⑤市情報センターによる技術保障組）が設置され、さらに各郷鎮（街道）に行政補助員も配置されたことにより、党、国家主導による多層的な社会管理、サービス体系を可能にする官僚システムが構築された。[24]

胡錦濤指導部では、グローバル化による流動化、多元化が進む政治社会において、党の執政能力の建設、基層社会の党組織の強化が図られたが、「グリッド・マネジメント、団体サービス」は基層社会における党の執政能力を高める手段の一つとなった。また、この過程で、党、国家の組織を中心にしながら、多様な社会的アクターも参加する契機が生まれたことは、胡錦濤指導部で推進された社会管理の強化が、単に党、国家が一方向に社会を統治するだけでなく、むしろ習近平指導部で強調された両者の双方向的な関係性に基づく社会ガバナンス（「社会治理」）の原型が形成されていたことを示唆する。[25]

4. 習近平指導部による社会ガバナンスの現代化

発足間もない習近平指導部は、２０１３年11月の党第18期三中全会において「国家ガバナンス体系とガバナンス能力の現代化」を提示し、社会ガバナンスの改善策として「グリッド・マネジメントの形成と社会化サービスの提供に向けて、基層の総合サービス管理のプラットフォーム」を構築することが目的の一つとして掲げられ、各地で実施された。[26] 例えば、２０１６年11月に公表された北京市の「北京市第13期5ヵ年計画期の社会ガバナンス計画（２０１６～２０２１）」では、「〝グリッド＋〟行動計画」が提示され、グリッド・マネジメントで得た情報を他分野の都市サービスや管理にも活用し、都市管理網、社会サービス網、社会治安網の「三網」を一体化して運用することが進められ、都市建設、デジタル社会化と連動して、その役割を拡大させた。[27]

また、２０１７年６月、中共中央、国務院が公表した「都市、農村の社区ガバナンスを強化、整備することに関する意見」では、「グリッドのサービス管理を切り拓き、都市、農村の社区の治安予防制御網の建設を強化する」[28]ことが指摘され、さらに、同年10月の党第19期全国代表大会において「共同建設・共同ガバナンス・共有を旨とする社会ガバナンスの枠組み（『共建共治共享的社会治理格局』）を創出し……社会ガバナンスの社会化、法治化、人工知能化（ＡＩ化）、専門化の水準を高める」[29]ことも提示され、社会ガバナンスのイノベーションが推進された。新型コロナウイルス感染症の蔓延阻止において注目されるようになった社区、グリッド・マネジメントは、これらの中長期的に進められた社会ガバナンスの制度的イノベーションの過程で構築された。

Ⅱ　地方政府の動向と社会動員――浙江省舟山市を事例にして

1. 浙江省の「1つの中心、四つのプラットフォーム、1つのグリッド（『一中心四平台一網格』）」体制

「グリッド・マネジメント、団体サービス」の新たなモデルを提示した舟山市が属する浙江省は、２０２０年１月25日に中央新型肺炎領導小組が設置されたことを受けて、同月27日、同省

の予防制御工作小組弁公室常務副主任、省衛生健康委員会主任の張平が記者会見し、浙江省の新型コロナウイルス感染症の感染状況について、全省の感染者128人、重症者18人、治癒者1人であることを発表した[30]。また、対策の重点として、①厳密な全面的調査と「ビッグデータ＋グリッド」を活用した管理措置、②隔離観察措置の厳格な実施（特に湖北省方面から来る車両、人への健康調査）、③人が集まる活動の制限、④新型コロナウイルス感染症の国境を越えた侵入の防止、⑤医療治療の強化（省市県レベルの定点病院95か所、発熱診療335か所の設置）、⑥医療従事者の安全防護の強化、⑦情報の公開、宣伝と世論への迅速な対応、⑧積極的な技術的問題の克服（浙江大学、省疫病予防制御センターの組織化）、⑨資金、物資の保障（疫病予防制御の経費として12億3400万元を計上）、⑩専門的な訓練、宣伝教育の強化と社区における宣伝の広範な展開、が指摘された[31]。

これらの対応は、2016年9月、浙江省党委員会弁公庁、省政府弁公庁が発表した「郷鎮（街道）の〝四つのプラットフォーム〟の建設と基層ガバナンス体系の建設と改善に関する指導意見（『関于加強郷鎮（街道）〝四個平台〟建設完善基層治理体系的指導意見』）」により形成された「一つの中心、四つのプラットフォーム、一つのグリッド」体制の下で実施された[32]。すなわち、同省舟山市のグリッド・マネジメントのモデルを基にして、全省レベルで、郷鎮総合情報指揮センターを中心とし、郷鎮政府が管轄する四つのプラットフォーム（総合的なガバナンス、市場監督、総合的な法の執行、大衆へのサービスの提供（「総治工作、市場監督、総合執法、便民服務」））、そして社区内に設置されたグリッドによる政策執行とフィードバックのネットワークを通して実施された。[33]特に新型コロナウイルス感染症の蔓延防止の対応では、浙江省平安建設情報システムと平安浙江アプリを利用して、全省の約33万人のグリッド担当者が動員されたと共に、2020年1月27日には同システムとアプリに疫病防止機能モジュールも追加され、グリッド担当者により疫病予防制御の案件として19万件余りが報告され、その内2867人を重点的管理対象とされことが報告された。[34]

2．浙江省舟山市の政策対応と社会動員

浙江省舟山市では、2020年1月26日、浙江省舟山市新型コロナウイルス感染症による肺炎流行の予防と制御のための工作領導小組を代表して、方維副市長、杜自力市衛生健康委員会主任が記者会見し、感染状況と対応策が公表された。[35]感染状況は、同月26日に武漢の訪問者との接触者2人の感染が確認され、2月7日までに計7人の感染者が出た一方、その濃厚接触者の感染状況に関する追跡も進み、1月29日の254人を最大にして隔離措置も実施された（表2）。特に感染状況に関する追跡、隔離措置は、武漢から舟山市に戻った学生、労働者、15日以内に武漢に滞在した経歴を有する人を重点的に自宅で隔離し、社区の幹部が連絡をとりながら体温変化の状況を記録する措置がとられた。

この内容は、舟山市の新型コロナウイルス感染症の蔓延の制御にある一定の成果をあげたことを示す。その理由について、2020年1月28日の記者会見では、①早期の問題の把握と有効な処置、②一人も漏らさない管理、③医療従事者を守るという最低ライン、④より高い基

表２　浙江省舟山市における新型コロナウイルス感染症の感染状況の推移
（2020 年１月 26 日～２月６日）

日付	感染判明者数	感染疑い者数	感染者総数	実際の患者数	新規感染者数	治癒者数	重症患者数	隔離人数	隔離解除人数
2020/1/26	2	2	—	—	—	—	—	—	—
2020/1/27	—	—	4	4	—	—	1	—	—
2020/1/29	—	—	6	6	2	0	1	254	14
2020/1/30	—	—	7	6	1	1	0	244	10
2020/2/2	—	—	7	5	0	1	0	188	56
2020/2/4	—	—	7	5	0	0	1	171	17
2020/2/6	—	—	7	3	0	2	1	72	99

出所：2020 年１月 27、29、31 日、２月２、４、６、８日に開催された浙江省舟山市新型コロナウイルス感染症による肺炎流行の予防と制御のための工作領導小組の記者会見資料に基づいて作成。

準と厳しい措置、⑤各地域の相互の連動による厳重な防止、⑥相互に連動した予防と制御、⑦あらゆる人員の動員、⑧マスク等の物品の保障と市場、供給の安定といった８方面にわたる措置の効果であることが指摘された。[36] 特にビッグデータ分析と基層社区のグリッド・マネジメントに依拠した予防制御措置が果たした役割が大きく、１月28日までに１１８・５万人を調査し、感染蔓延地域から舟山市に戻った学生、労働者、15日以内に武漢に滞在した経歴を有する人等の計１４９５人に対して重点的に追跡調査が進められていたことが明らかにされた。[37]

また、同日の記者会見では、新型コロナウイルス感染症の蔓延防止において、社区、村、グリッドの各ルートを連動させて組織的に対応したことが強調された。[38] 特に同工作領導小組が、２月５日午後に開催した記者会見では、同市普陀区にある普陀山―朱家尖管理委員会の状況が紹介され、同管理委員会予防制御工作領導小組とその弁公室、工作専門グループが、「管理委員会―郷・鎮・街道―社区・村―グリッド」の四つのレベルの組織を連動させた予防メカニズムを設置したと指摘した。[39] これに基づき、この管理区域では、２月４日17時までに20万人（延べ人数）を対象にして大規模な調査が実施され、特に「管理委員会—郷・鎮・街道—社区・村—グリッド」の四つのレベルによる予防メカニズムの下、①24時間の緊急対応体制の実行、②「一戸、一人も漏らさない」疫病監視、③世論への迅速な対応（WeChat公式アカウントを通した風評の否定等の世論監視の強化、二つの疫病予防制御工作監督小組の設置と管理区域内の40余りの単位部門への9回にわたる監督）といった対策が実施された。[40]

この予防メカニズムは、社会動員の拡大を通してその効果が高められた。例えば、同市普陀区の展茅街道横街村では、住民サービスセンター、心理カウンセラー、グリッド担当者等の村内の諸社会組織を動員した活動を積極化し、感染拡大に伴って生じた住民の不安や衣食住に関する日常生活の諸問題への対策が講じられた。[41] また、党中央による生産活動の再開（「復工復産」）の政策転換が図られた際、社区の社会的資源を動員して、住民の個人情報のオンライン登録とビッグデータに基づく人流の管理が進められ、特に同市普陀区の沈家門街道では、２０２０年２月12日、多くの外来労働者が舟山市に戻るなか、社区組織を介して住民の「健康コード（ＱＲコード）」のスキャンを実施し、個人情報の登録が進められた。[42] さらに同街道西川社区では、管轄区域に設けられた17か所の体温測定点でＱＲコードが掲示され、①氏名、②身分証明書番号、③住所、④最近14日以内の舟山市における外出、居住歴、⑤重点感染区域の人との共同生活、学習、仕事歴、⑥発熱、咳の症状が登録されたと共に、追跡する必要があると判明した人に対して、電話等で相手の状況を確認する作業も進められた。[43]

3. グリッド・マネジメントによる社会動員の限定性の顕在化

グリッド・マネジメントの制度発展は、新型コロナウイルス感染症の感染拡大を契機にして、基層社会における党、国家による政策執行の効果を高めた一方、その限定性も顕在化した。

第一に、グリッド・マネジメントは、基層社会における行政組織化を進め、この結果、基層社会の自治の能力を逓減させた。自治組織としての社区居民委員会は、従来から社区党委員会との兼任構造がみられ、行政組織としての役割の一端を担っており、社区におけるグリッド・マネジメントを担うグリッド担当者もその指揮系統のなかで活動し、新型コロナウイルス感染症の蔓延防止において効果を発揮した。他方、その過程において、社区居民委員会、グリッド担当者といった社会的アクターは、末端社会における党、国家の代行者として社区住民の動員、参加を促したが、住民の社区組織への低い参加程度、社区組織と体制内の主流となる住民との脆弱な関係性（「社区缺場」）という課題に直面した。[44] また、浙江省舟山市では、「グリッド・マネジメントの実質は、政府による社会業務の管理の延長であり、社区自治の問題を根本的に解決することはできない」「それは主として上から下への管理権の浸透に依存し、自己組織の『ガバナンス・ネットワーク』の形成が欠如している」等の問題も指摘され、グリッド・マネジメントに象徴される行政組織に本来的に備わる標準化された管理モデルは、多元化する社会的アクターとその資源を先天的に排斥する傾向性を有すると共に、その効果的な運用は、むしろ社区住民の参加と社会的アクターの多次元にわたる相互作用に依拠するため、社区自治の制度も育成されなければならないというアイロニーも再認識された。[45]

さらに言うならば、２０２２年11月27日、上海市烏魯木斉中路において、同月24日に新疆ウイグル自治区ウルムチ市で起こった火災事故の犠牲者追悼から中国各地に拡大した「白紙運動」[46]、それに続く12月7日の国務院新型コロナウイルス感染症による肺炎流行の予防と制御のための共同対策メカニズム綜合組（「国務院応対新型冠状病毒感染的肺炎疫情聯防聯控機制綜合組」）による「新十条」の発表と規制を大幅に緩和するゼロ・コロナ政策の転換は、基層社会における行政機構化、自治能力の逓減の脆弱性を表面化させた。[47] とりわけ一連の抗議運動では、「PCR検査は要らない、自由が欲しい（『不要核酸、要自由』）」「健康コードは要らない（『不要健康碼』）」といったゼロ・コロナ政策への批判にとどまらず、「共産党は退陣せよ（『共産党下台』）」「習近平は退陣せよ（『習近平下台』）」「人民に奉仕せよ（『為人民服務』）」といった政権批判も顕在化し、党の統治の正統性そのものが問われるまでに至った。[48] これらの人々の不満の爆発は、グリッド・マネジメントを一つの手段とする基層社会におけるゼロ・コロナ政策が末端の基層社会の人々の同意を持続的に得るまでには至らず、むしろその実施の過程で党、国家と社会との間の乖離が広がった側面があることを明らかにした。

第二に、グリッド・マネジメントは、新型コロナウイルス感染症の拡大に対峙して、農村部も都市部と同様の対応が実施されたが、その普及には課題が残った。例えば湖南省東北部のL県に関する実証研究では、「鎮・街道─行政村─村民小組・小区（楼棟）─家庭」の四つのレベルの組織から構成されたグリッドサービス管理モデルが実施され、新型コロナウイルス感染症の蔓延防止に効果を発揮したと指摘された。[49] 他方、農村部におけるグリッド・マネジメントは、

①農村社会の行政化と村民自治組織の弱体化、②中央政法委員会、中央社会治安綜合治理委員会弁公室により県、郷、村の監視システム構築を目指す「雪亮工程」の一環として位置付けられたため、社会治安の維持が強化された反面、社会サービスの機能が弱まったこと、③グリッド担当者の賃金、社会保障等のグリッド・マネジメントの高い運用コストと財政負担の増加、④農村の基層社会の権限関係の複雑性とグリッド・マネジメントによる統合の困難性といった問題が顕在化し、グリッド・マネジメントは行政的な官僚制度やガバナンスの資源が豊富な都市部の社区ガバナンスに適合していると指摘された。[50] この結果、グリッド・マネジメントの農村部への普及には、「農村の顔なじみ社会（『熟人社会』）」の人間関係、ネットワークを活用することにより行政管理コストを低く抑える「簡略化したガバナンス（『簡約治理』）」を必要とさせた。[51] しかし、これは各地域の特殊な人間関係を体制内に包摂することを意味し、グリッド・マネジメントの農村部への普及の促進は、逆説的に政治社会の分断化を深めるリスクも内包させた。

おわりに

基層社会におけるグリッド・マネジメントは、新型コロナウイルス感染症の蔓延防止対策を契機にして、習近平指導部が推進したガバナンスの現代化の実態の一端を明らかにした。すなわち、基層社会の最末端の行政単位である社区をある一定の戸数で複数のグリッドに組織化して管理する方法が、新型コロナウイルス感染症の蔓延防止における早期の問題把握や政策措置を実施する上で有効な手段を提供した。また、この管理方法は、浙江省政府が導入した「一つの中心、四つのプラットフォーム、一つのグリッド」体制にみられるように、多層にわたる行政組織と多様な行政サービスを結び付け、基層社会の行政化も進めた。この結果、グリッド・マネジメントは、基層社会における党、国家による社会動員の能力を高め、政策を社会の最末端まで貫徹する政治手段を提供した。

また、基層社会におけるグリッド・マネジメントによる国家能力の再構成の過程は、新型コロナウイルス感染症の問題が発生した習近平指導部で注目を集めたが、この制度建設の起源は胡錦濤指導部にまで遡った。すなわちグリッド・マネジメントの起源として、2002年11月に発見されたSARS（重症急性呼吸器症候群）への対応として効果を発揮した上海の「両級政府、三級管理、四級網絡」の都市管理体制があり、その後、基層社会における非対称的な権力の源泉である党の指導に依拠しながら制度的に発展し、基層社会における党建設を推進する浙江省舟山市の「グリッド・マネジメント、団体サービス」に代表される新たなモデルが生まれるに至った。これは、基層社会におけるグリッド・マネジメントによる国家能力の再構成が、二つの疫病のリスクに対峙しながら、胡錦濤、習近平指導部に一貫する優先的な政策課題、すなわち基層社会における党建設、社会の安定の維持を達成する試みの過程で促進されたことを示す。

他方、グリッド・マネジメントによる基層社会の行政化は、基層社会に本来備わる自治組織としての側面を弱体化させ、党、国家による社会動員の能力の限定性も顕在化させた。すなわち、新型コロナウイルス感染症の蔓延防止対策における課題として、住民の社区組織への低い参加程度、社区組織と体制内の住民との脆弱な関係性（「社区缺場」）、党、国家から社会への管理権の浸透と自己組織に基づく「ガバナンス・ネットワーク」の形成の欠如が指摘された。この結果、グリッド・マネジメントに象徴される行政化した基層社会において、社区住民の参加と社会的アクターの多次元にわたる相互作用を通したより効果的な運用が求められることが逆説的に明らかとなった。

習近平指導部が提起した「ガバナンス能力の現代化」は、グローバル化を背景にして興隆した社会的アクターを体制内に組み入れる必要性に対応し、国家と社会の双方向的な関係性に基づくガバナンスの構築を目指した。しかし、その実質が、従来の党、国家主導による上意下達の統治、管理への回帰を意味するならば、ガバナンスを必要とさせた中長期的な経済社会の構造変動との間の矛盾を深め、ひいてはその正統性も問われるという自家撞着に帰結してしまうであろう。2022年11月末から中国各地で巻き起こった「白紙運動」とその後のゼロ・コロナを否定する政策転換は、その矛盾の一端が表面化した一つの事例として捉えられる。グリッド・マネジメントの政策動向と基層社会における展開は、とりわけ習近平指導部において強調された党、国家によるガバナンスの正統性の行方を占う一つの試金石を提供している。

【注】

1　習近平指導部の新型コロナウイルス感染症に対する政策過程として、加茂具樹「習近平指導部の新型肺炎感染症対策の政策過程―初動と新たな政策の決定」ＳＰＦ笹川平和財団、２０２０年５月７日〈https://www.spf.org/spf-china-observer/document-detail029.html〉（２０２１年８月２日閲覧）を参照。

2　社区とグリッド・マネジメントの先行研究として、胡重明「再組織化与中国社会管理創新―以浙江舟山〝網格化管理、組団式服務〟為例」『公共管理学報』第10巻第1期（２０１３年）、李暁東「『つながり』の形成と『政治』の役割―コミュニティ建設に見る『社区居民委員会』の取り組み」『中国21』Vol. 40（２０１４年）、高建武『網格化―治理能力評估方法』国家行政管理出版社（２０２０年）、Tang, Beibei "Grid Governance in China's Urban Middle-class Neighborhoods", The China Quarterly, 241, March 2020. 等がある。また、新型コロナウイルス感染症の蔓延防止を契機にして、田毅鵬「治理視域下城市社区抗撃疫情体系構建」『社会科学輯刊』２０２０年第1期（総第２４６期）（２０２０年）、Wei Yujun, Zhonghua Ye, Meng Cui and Xiaokun Wei, "COVID-19 Prevention and Control in China: Grid Governance", Journal of Public Health, Vol. 43: 1, 2020., 飯島渉「感染症対策における『中国方式』の行方―ＣＯＶＩＤ－19のパンデミックとロックダウン」『中国研究月報』Vol. 74, No.12（２０２０年）等が公表された。

3　国務院応対新型冠状病毒感染的肺炎疫情聯防聯控工作機制「関于加強新型冠状病毒感染的肺炎疫情社区防控工作的通知」『中華人民共和国国家衛生健康委員会』〈http://www.nhc.gov.cn/jkj/s3577/202001/dd1e502534004a8d88b6a10f329a3369.shtml〉（２０２１年６月25日閲覧）。

4　「在中央政治局常委会会議研究応対新型冠状病毒肺炎疫情工作時的講話」２０２０年２月３日、中共中央党史和文献研究院編『習近平関于統籌疫情防控和経済社会発展重要論述選編』中央文献出版社、２０２０年、45頁。

5　王仲偉・胡偉「国家能力体系的理論建構」『国家行政学院学報』２０１４年第1期（２０１４年）、20－21頁。また、その嚆矢として、王紹光・胡鞍鋼『中国国家能力報告』遼寧人民出版社（１９９３年）があげられる。なお、中国国内における国家能力の考察を整理した研究として、凌争「国家能力研究的中国学術図景：評述与展望」『公共行政評論』２０１８年第6期（２０１８年）、辛向陽「新中国70年国家能力建構研究」『南京師大学報（社会科学版）』２０１９年第5期（２０１９年）があげられる。

6 劉佳「〝国家―社会〟共同在場：突発公共衛生事件中的全民動員和治理成長」『武漢大学学報（哲学社会科学版）』第73巻第3期、２０２０年。

7 「主持中共中央政治局常委会会議研究疫情防控工作／習近平：疫情防控要堅持全国一盤棋」『人民日報（海外版）』２０２０年２月４日。

8 「習近平在北京市調研指導新型冠状病毒肺炎疫情防控工作時強調／以更堅定的信心更頑強的意志更果断的措施／堅決打贏疫情防控的人民戦争総体戦阻撃戦」『人民日報（海外版）』２０２０年２月11日。

9 国務院応対新型冠状病毒感染的肺炎疫情聯防聯控工作機制、前掲。

10 林載桓「現代中国政治研究と歴史的制度論」加茂具樹・林載桓編著『現代中国の政治制度―時間の政治と共産党支配』慶應義塾大学出版会、２０１８年、10-12頁。

11 呉茂松「ＳＡＲＳ危機と国家・社会関係の政治力学」菱田雅晴編著『中国―基層からのガバナンス』法政大学出版局、２０１０年、２６３頁。

12 張国清「公共危機管理和政府責任―以ＳＡＲＳ疫情治理為例」『管理世界』２００３年第12期、２００３年、46-47頁。

13 田毅鵬、前掲論文、21頁。

14 「上海提出防範〝非典〟十項措施」『光明日報』２００３年４月18日。

15 「上海人民難忘…」『新浪新聞中心』２００３年６月28日〈https://news.sina.com.cn/c/2003-06-28/1133283935s.shtml〉（２０２１年12月２日閲覧）。

16 「陳良宇出席市委市府召開的城市規劃工作会議強調／編制和実施城市総体規劃開創上海市発」『新浪新聞中心』２００３年10月23日〈https://news.sina.com.cn/c/2003-10-23/0817978013s.shtml〉（２０２１年12月２日閲覧）。「陳良宇：城建成就得益于規劃」『新浪新聞中心』２００４年１月16日〈https://news.sina.com.cn/o/2004-01-16/14251605845s.shtml〉（２０２１年12月２日閲覧）。その後「中共上海市常委会２００４年工作要点」のなかに明示された。田毅鵬、前掲論文、21頁。なお、上海市のＳＡＲＳへの対応の経験は、武漢市における新型コロナウイルス感染症の対策に一つのモデルを提示したと評価された。鮑勇「上海社区防控〝非典〟経験対武漢冠状病毒肺炎控制啓迪」『世界最新医学信息文摘』第20巻第16期（２０２０年）、２４５-２４８頁。

17 楊錦炎「論社会管理創新的動力―基于北京市東城区網格化社会管理模式的個案分析」『武陵学刊』第38巻第期

第1期、２０１３年、52頁、高建武、前掲書、15-18頁。

18 高建武、前掲書、16-17頁。

19 中国のデジタル化社会を考察したものとして、梶谷懐・高口康太『幸福な監視国家・中国』ＮＨＫ出版（２０１９年）、伊藤亜聖『デジタル化する新興国―先進国を超えるか、監視社会の到来か』中央公論新社（２０２０年）を参照。

20 張兵「網格化管理、組団式服務：舟山新形勢下群衆工作的創新実践」『上海基層党建』２０１１年２月28日〈https://www.shjcdj.cn/djWeb/djweb/web/djweb/index/index!info.action?articleid=402881b2c552097012e69a690516087〉（２０２１年12月５日閲覧）。

21 張兵、同上。

22 呉錦良「構建基層党建与基層治理良性互動的新格局―舟山市基層党建工作的実践創新」『中共浙江省党校学報』２０１０年第1期、２０１０年、7頁。

23 呉錦良、同上、7頁。

24 高建武、前掲書、22-23頁。

25 胡錦濤、習近平の両指導部の連続性はガバナンスの概念にもみられ、兪可平は中国で用いられるガバナンスは国家の目的合理性を果たすことが前提とされることを指摘した。兪可平『論国家治理現代化』社会科学文献出版社（２０１４年）、2-3頁。

26 「中共中央関于全面深化改革若干重大問題的決定（二〇一三年十一月十二日中国共産党第十八届中央委員会第三次全体会議通過）」中共中央文献研究室編『十八大以来重要文献選編』（上）、中央文献出版社、２０１４年、５３９頁。

27 江口伸吾『現代中国の社会ガバナンス―政治統合の社会的基盤をめぐって』国際書院、２０２１年、１１８-１２３頁。

28 「中共中央、国務院関于加強和完善城郷社区治理的意見」『中華人民共和国中央人民政府』〈http://www.gov.cn/zhengce/2017-06/12/content_5201910.htm〉（２０２１年10月11日閲覧）。

29 習近平「決勝全面建成小康社会、奪取新時代中国特色社会主義偉大勝利（二〇一七年十月十八日）」中共中央党史和文献研究院編『十九大以来重要文献選編（上）』中央文献出版社、２０１９年、34頁。

30 「浙江省新型冠状病毒感染的肺炎疫情防控工作新聞発布会」『浙江省人民政府』２０２０年1月27日〈http://www.zj.gov.cn/col/col1228996582/index.html〉（２０２１年12月23日閲覧）。なお、浙江省による新型コロナウイルス感染症による肺炎流行の予防と制御のための工作に関する記者会見は、これ以降３月９日までに計34回開催された。中共浙江省委党校編著『大考―従浙江戦「疫」看省域治理現代化』中共中央党校出版社、２０２０年、６頁。

31 前掲「浙江省新型冠状病毒感染的肺炎疫情防控工作新聞発布会」。

32 「浙江省政法系統運用信息化技術做好疫情防控工作典型案例専題」『中華人民共和国国家発展和改革委員会』２０２０年３月３日〈https://www.ndrc.gov.cn/fggz/cxhgjsfz/dfjz/202003/t20200303_1222319.html?code=&state=123〉（２０２１年12月26日閲覧）。

33 胡重明「社会治理中的技術、権力与組織変遷―以浙江為例」『求実』２０２０年第1期、２０２０年、56–57頁。

34 前掲、「浙江省政法系統運用信息化技術做好疫情防控工作典型案例専題」。

35 「舟山疫情防控形勢究竟如何？―市疫情防控工作領導小組答記者問」「新冠疫情防控政策公開（新聞発布）」『舟山市人民政府』２０２０年１月27日〈http://www.zhoushan.gov.cn/art/2020/1/27/art_1229352657_58565048.html〉（２０２１年12月26日閲覧）。

36 「舟山市召開新型冠状病毒感染的肺炎疫情防控工作新聞通気会」「新冠疫情防控政策公開（新聞発布）」『舟山市人民政府』２０２０年１月29日〈http://www.zhoushan.gov.cn/art/2020/1/29/art_1229352657_58565108.html〉（２０２１年12月26日閲覧）。

37 同上。

38 同上。

39 「舟山召開新型冠状病毒感染的肺炎疫情防控工作領導小組第五場新聞発布会」「新冠疫情防控政策公開（新聞発布）」『舟山市人民政府』２０２０年２月６日〈http://www.zhoushan.gov.cn/art/2020/2/6/art_1229352657_58567842.html〉（２０２１年12月26日閲覧）。なお、同記者会見では、同市群島新区新城管理委員会においても、「管理委員会―街道―社区―単位」の４つのレベルの組織によるグリッド・マネジメントのシステムが設置されたことが紹介された。

40 同上。

41 「展茅街道加強心理疏導」『平安舟山／舟山市委政法委・舟山市平安弁主弁』２０２０年３月４日〈http://www.pazs.gov.cn/shehuizhili/202003/t20200304_11741115.shtml〉（２０２１年12月28日閲覧）。

42 「沈家門街道推行二維瑪信息登記／大数据助力基層疫病防控」『平安舟山／舟山市委政法委・舟山市平安弁主弁』２０２０年３月４日〈http://www.pazs.gov.cn/shehuizhili/202003/t20200304_11741104.shtml〉（２０２１年12月29日閲覧）。

43 同上。

44 田毅鵬、前掲論文、24-25頁。

45 林巧「新冠肺炎疫情下基層治理組織再造研究—以舟山市〝網格化管理、組団式服務〟機制為例」『江南論壇』２０２０年第12期、２０２０年、47頁。この問題は、グリッド・マネジメントの普及に伴い懸念され、グリッド管理の下に置かれた社区は、共同体ではなく、行政機能を体現し、且つその標準化と統一化の運用モデルは、組織の技術、管理における合理性の追求の極地として、「社区のマクドナルド化」、ひいては「全ての人が冷酷に管理される」状態をもたらすことが指摘された。何瑞文「網格化管理的実践困擾」『蘇州大学学報（哲学社会科学版）』２０１６年第１期、２０１６年、20頁。また、武漢市の封鎖のなかで書き綴られた方方の日記は、非常時において効果を最大限に発揮したグリッド・マネジメントに象徴される行政組織の管理機能の冷酷な本質と民衆の生活世界が衝突した記録と捉えられる。方方／飯塚容・渡辺新一訳『武漢日記―封鎖下60日の魂の記録』河出書房新社、２０２０年。

46 「中国、市民の不満噴出／白い紙掲げ北京でも抗議」『朝日新聞』２０２２年11月28日。

47 「新十条」として、①科学的、正確に危険地域を区分する、②ＰＣＲ検査の最適化（行政区域毎の全調査ではなく、その範囲や回数を縮小する）、③隔離方式の最適化、④高リスク地域の「迅速な封鎖と解決」、⑤大衆の基本的な医薬品の購入要求の保障、⑥高齢者に対するワクチン接種の推進の加速、⑦基礎疾患をもつ人々等の重点対象の状況把握と分類管理の強化、⑧社会の正常な運転と基本医療サービスの保障、⑨エピデミックに関する安全保障の強化、⑩学校における疫病予防・制御作業の最適化を掲げると共に、これを実施する各地の関連部門に対して、簡素化、実情に合わない画一的な処理、行政レベル別に新しい要求を加える方法等によって広がった形式主義、官僚主義を克服することが強調された。「関于進一歩優化落実新冠肺炎疫情防控措施的通知」『中華人民共和国国家衛生健康委員会』２０２２年12月7日〈http://www.nhc.gov.cn/xcs/gzzcwj/202212/8278e7a7aee34e5bb378f0e0fc94e0f0.shtml〉（２０２３年３月22日閲覧）。

48　「上海・北京『封鎖』抗議／習氏の退陣要求も」『読売新聞』２０２２年11月28日等で広く報道された。

49　２０２０年２月４日午後までに、①３９５５戸（１万１０２６人、その内重点隔離が４６９４人）の在宅隔離、②４つのレベルの組織による１８１２か所の道路封鎖、69か所の小区の出入り禁止措置の実施、③ＱＲコードを介して現地に入った延べ２２１０人の人員による隔離された人々へのサービス（延べ１万３００人）の実施、花札（延べ１８３人）・行事（延べ45件）・食事会（延べ67件）の解散等が行われた。陳寒非「網格化簡約治理─基于湘北Ｌ県農村新冠肺炎疫情防控実践的考察」『学術交流』総第３１４期、２０２０年第５期、２０２０年、65頁。

50　陳寒非、同上、66-69頁。

51　陳寒非、同上、70頁。農村社会のグリッド管理の脆弱性な環境を補完するため、医者、教師等の社会的エリートを「新郷賢」として農村ガバナンスに参加させる試みも行われた。張颯宇・李中揚「礼俗互動：農村網格化管理与新郷賢〝徳治〟協同邏輯」『南京農業大学学報（社会科学版）』第20巻第１期、２０２０年、85-87頁。

第5章

危機管理としての新型コロナウイルス感染症対策と基層社会のガバナンス

渡辺 直土

はじめに――中国の政治行政と危機管理――

中国湖北省武漢市における２０２０年初頭の新型コロナウイルス感染症（ＣＯＶＩＤ－19）のエピデミック以降、中国共産党政権は約３年にわたって厳格な「ゼロ・コロナ」政策を実行してきた。初期の感染封じ込めに失敗した習近平指導部は、２０２０年1月下旬以降は「戦時状態」と位置づけ、武漢市を全面的に封鎖するなどの強力な感染症封じ込め政策を実行した。その結果、２０２２年初頭までは局地的な感染拡大はありつつも、ロックダウン（都市封鎖）を何度も繰り返した欧米諸国と比べて中国の感染者および死者数は低い水準を維持し続けてきた。また、その対策は強制力を持たずに自粛「要請」を繰り返してきた日本の状況と比べても相当な違いがあると言える。共産党政権によるこのような感染症対策の実行は中国の政治と行政のどのような側面を浮き彫りにしたのだろうか。

筆者はかつての論考で２００８年5月の四川大地震後の復興活動を例に、危機における中国の政治と行政がどのように機能するのかを分析し、国家発展改革委員会が自らの有する広範な権限を背景に復興活動を主導し、他部門と協力しながら迅速に再建を進めていく過程を明らかにした。[1] 今回の感染症対策においては国家衛生健康委員会が「ゼロ・コロナ」政策を主導したが、そこから中国の政治行政と社会のかかわりの特徴を明らかにすることが本章の目的である。特に感染症対策の主要な舞台である「社区」（以下、括弧を省略）を中心とした基層社会において、中核的な役割を担う居民委員会の機能は重要である。そこで本章では、２０２０年初頭の武漢市の感染症対策について、特に基層社会におけるガバナンスの実態を分析し、共産党政権における危機管理に関連する問題を考察することで、政治体制をめぐる諸問題の考察に接続することを目的とする。

Ⅰ　現代中国の社区（基層社会）に関する先行研究と分析枠組み

１．現代中国の社区（基層社会）に関する先行研究

現代中国の基層社会に関する研究に関して、先行して注目を集めたのは農村社会であった。すなわち、１９８０年代以降の人民公社解体および生産請負制の導入後、農村では村民委員会が「大衆的自治組織」として設置され、１９８８年の「村民委員会組織法（試行）」により村民自治の制度が整備され、１９９８年の「村民委員会組織法」につながっていった。特に村民委員会の幹部である主任、副主任、委員については農村住民による直接選挙が実施されたことから、共産党一党支配体制の中国における「下からの民主化」の可能性の考察と関連し、その実態を分析する研究が１９９０年代に数多く発表された。他方で、都市部においては農村と同様、基層社会に居民委員会が「大衆的自治組織」として設置されていたものの、従来は国有企業を中心とした「単位」が都市住民の衣食住にかかわるサービス提供において大きく機能してきたことから、相対的に注目度は低かったと言えよう。ただ、２０００年代以降は国有企業改革の

進展と私営企業の勃興により都市部において「単位」社会が解体されるとともに、社区として都市の基層社会の再編が実施され、居民委員会が中核的役割を果たす組織として再整備されることになり、その機能に注目した研究も次々と発表されるようになった。ここではそれらをいくつかのグループに分けて紹介する。

第一に社区の整備および居民委員会の機能強化により、農村と同様に都市部においても「下からの民主化」の可能性を見出すことができるか、あるいは「自治」がどの程度機能しているか、市民社会形成の萌芽は見られるのかといった観点からの研究であり、郭[2]、張[3]、張・内藤[4]、唐[5]、ワン（Wang）他[6]、ソーントン（Thornton）[7]、タン（Tang）[8]などの研究が挙げられる。第二に、第一のグループとも関連して、社区の整備と基層社会におけるコミュニティ形成とのかかわりを考察するものが挙げられ、賈[9]、単[10]、南[11]、朱・小嶋[12]などの研究がある。これらの研究により社区の実態や基層社会における新たなコミュニティ建設の進展度合が明らかにされてきたと言えよう。

第三のグループとして、後述するように特に２０１０年代以降の共産党政権は基層社会において「自治」よりも「管理」「ガバナンス」により重点を置いた政策を展開するようになるが、それに伴い「ガバナンス」の視点から基層社会を分析した研究も見られるようになる。例えば、小嶋[13]、江口[14]、肖[15]、劉[16]などの研究が挙げられる。これらは基層社会における多様なアクターのかかわりから社区がどのように変容してきたのかを分析するものであり、第一のグループのように「民主」「自治」「市民社会」の可能性を問うものとは異なるアプローチとなっていると言えよう。また、国家－社会関係という視点で言えば李暁東のように国家と社会の間の曖昧な領域を「第三領域」として、社区を「下からの共同、公共の公」と「上からのオオヤケの公」の結節点とみなす研究もある。[17] 第四のグループとしては、感染症対策そのもの視点から武漢および中国の新型コロナ対策を分析したものが挙げられ、飯島、[18] 許の研究などがある。[19] 特に飯島渉の研究では感染症対策における社区の役割の重要性が強調され、許成鋼の研究では主に感染症など突発的な事項に対応するうえでの制度面の問題が取り上げられている。

これらの先行研究により、特に２０００年代以降に整備されてきた社区の実態とそれをめぐる諸問題について相当程度明らかになりつつあると言えよう。それらの成果を踏まえつつ、本章での焦点として、社区が今回の感染症対策において果たした役割を考察するとともに、さらに筆者の問題関心としてそれが基層社会のみならず中国共産党の支配体制、つまり中国の政治体制全体においてどのような影響を有するのかということを挙げておきたい。すなわち、基層社会をどのように統治するかということは政治体制全体に影響を及ぼす問題でもあり、今回の新型コロナウイルス感染症のエピデミックがもたらしたものは何かということを考察したい。

２．分析枠組みにかかわる視点

分析にあたりキーワードとなるのが「ガバナンス（「治理」）」である。後述するように特に２０００年代以降において共産党政権は「社会管理」および「社会ガバナンス」という用語を多用するようになるが、この「社会管理」から「社会ガバナンス」への概念の変遷を分析したスネイプ（Snape）は、これらの用語の意味する範囲やその区別については非常に曖昧であり、文脈や時期、その用語の使用者により含意は異なることから、簡潔に定義することの困難さを指摘している。[20] 許耀桐はガバナンスについて、「人類社会および団体組織が公共事務に対して処置を行う活動」であるとしている。[21] また、兪可平は統治（government）とガバナンスの違いとして、第一に権威の主体が統治は政府および国家権力のみであること、ガバナンスは政府以外の企業や社会組織、住民自治組織など多元的であること、第二に権威の性質について統治は強制的であること、ガバナンスは強制的でありつつも、多くは協議（「協商」）的であること、第三に権威の源について、統治は国家の法律であること、ガバナンスは法律以外にも非強制的な契約も含まれること、第四に権力運用の方向性について、統治はトップダウンであること、ガバナンスはトップダウンもありうるが多くは対等であること、第五にその役割および範囲について、統治の範囲は政府権力の及ぶ領域であること、ガバナンスの範囲はより広く、公共的領域に及ぶこと、などを挙げている。そして、「社会ガバナンス」が「社会管理」に取って代わったことについて、国家権力と社会が共存していくことが社会ガバナンスの理想となったとしている。[22]
　これらの中国での議論を踏まえたうえで、江口伸吾は多元的、動態的な社会ガバナンスへの移行は、グローバリゼーションを背景にした市場経済化の過程で複雑化する中国の政治社会の変化に対応する必要性が高まったことに起因するとする。すなわち、社会主義市場経済における中国の政治社会は「政府」「市場」「社会」の三者関係から構成されるようになり、その相互関係を調整することにより社会秩序を維持することが求められるようになった結果、複雑化する政治社会を統合するための手法としての社会ガバナンスの必要性が強く認識されるようになったとする。[23]また、毛里和子は「統治」と「ガバナンス」の区分について、「統治」は権力・強制・支配などを含意し、上下関係を前提とするのに対して、「ガバナンス」は管理・処理・手続きを含意し、様々な縦横の関係の処理を前提とし、また、統治がレジームの変容をもたらすのに対して、ガバナンスはレジームには直接触れないとする。[24]このように見ると、後述するように２０００年代後半以降、特に習近平指導部の発足以降に「自治」「民主」から「社会管理」、そして「社会ガバナンス」へと重心が移動しつつあるねらいについて、特に基層社会において共産党政権が多様なアクターをどのように掌握し、社会の安定化を図っていくのかという施策の一環であるということが見えてくるのである。では、今回の感染症対策においてはこのような「社会ガバナンス」がどのような形で実体化され、どのような効果が見られたのだろうか。また、「社会ガバナンス」は「国家能力」の概念とどのような領域において接続し、共産党政権に何をもたらしているのだろうか。

Ⅱ　共産党政権の社区政策の変遷

ここでは２０００年代以降の共産党政権における社区政策の変遷を見ていくことにする。主に各回の共産党大会における総書記の報告（政治報告）やその他国務院などから公布された各種文書を取り上げて分析する。それにより２０００年代以降の共産党政権の社区に対する基本的方針やその位置づけの変化を明らかにしたい。また、今回の感染症対策に関連して医療や情報化に関する方針がどのように取り上げられてきたのかについても見ていくことにする。

上述のように居民委員会を中核として社区が整備されるのは2000年代以降であり、当初は基層民主や基層自治をどのように実体化していくのかということが課題とされており、各文書でもその点について触れたものが多い。前節で述べたようにこの時期の社区を取り上げた研究が「自治」および「民主」の可否を論点に据えているのもそのような情勢を反映したことによるものと考えられる。ただ、胡錦濤指導部の折り返しとなる第17回党大会（2007年）においても「社会管理」という用語が見られ、これ以降習近平指導部発足にかけて「社会管理」あるいは「社会ガバナンス」という用語が多用されるようになる。さらに習近平指導部では「社会ガバナンスの刷新」「社区における矛盾の予防および解消」「社会ガバナンスの重心の基層への移動」などといった方針が提起されるようになる。つまり、「自治」「民主」→「社会管理」→「社会ガバナンス」のように社区の役割が変遷しており、紛争や疫病、その他社会不安を社区において解決するという方向性がより明確化されたと言えよう。

また、感染症対策に関連する領域については、2000年の「《民政部関於在全国推進城市社区建設的意見》的通知」（「民政部の全国における都市の社区建設の推進に関する意見」）において、「都市衛生活動の重点を社区に置き、社区の衛生を積極的に発展させなければならない」として、社区衛生サービスステーションの建設を進め、疾病予防、医療、保健、健康教育などの社区衛生サービスを積極的に展開していくとしている。2003年のSARS（重症急性呼吸器症

表1　共産党政権の社区政策の変遷

文書	主な内容
中共中央弁公庁、国務院弁公庁「《民政部関於在全国推進城市社区建設的意見》的通知」(2000年11月)[25]	基層管理体制の改革、社区機能の強化、党の指導の貫徹、都市基層政権および大衆性自治組織の建設
第16回党大会（2002年10月）[26]	基層自治組織および民主的管理制度の健全化、都市住民自治の完備、秩序のある文明的温和的な新型社区の建設、社区党組織建設の強化
「国務院関於加強和改進社区服務工作的意見」(2006年4月)[27]	就業、社会保障、医療、文化、治安など各方面でのサービス強化
第17回党大会（2007年10月）[28]	基層民主の発展、党の指導する基層大衆自治の健全化、社会管理の完備、安定団結の維持、基層社会管理体制の健全化
「関於加強和改進城市社区居民委員会建設的意見」(2010年11月)[29]	社区居民委員会の組織強化、自治強化、基層民主の拡大
「社区服務体系建設規画（2011-2015年）」(2011年12月)[30]	新型社区の管理服務体制の健全化、社区サービス体制および情報化の強化、社区サービスの設備、内容、人員、ネットワーク、運営メカニズムの整備
第18回党大会（2012年11月）[31]	社区ガバナンスにおける基層大衆自治の実行、社会管理の強化および刷新、基層社会管理及びサービス体制の強化、基層党組織建設の刷新
18期3中全会（2013年11月）[32]	基層民主の発展、社区ガバナンスにおける自治の促進、社会ガバナンスの刷新、社会的矛盾の予防および解消するためのシステムの刷新
「中共中央国務院関於加強和完善城郷社区治理的意見」(2017年6月)[33]	社区の矛盾予防解消能力の向上、社区の情報活用能力の強化
第19回党大会（2017年10月）[34]	基層民主制度の整備、社会ガバナンスの刷新、社会的矛盾の予防および解消メカニズムの強化、社区ガバナンスシステムの強化、社会ガバナンスの重心の基層への移動、住民自治との協働、基層党組織建設の強化、党内基層民主の拡大

※筆者作成

候群）流行を経て、２００６年の「国務院関於加強和改進社区服務工作的意見」（「国務院の社区サービス活動の強化および改善に関する意見」）においてもそれらは引き継がれ、さらに社区の衛生サービスに対する監督管理を強化する必要性が提起され、社区住民の満足度を業務従事者の業績評価の基準にするとした。２０１１年の「社区服務体系建設規画（２０１１〜２０１５年）」（「社区サービス体系建設計画」）においても継続され、「多層的、多様化された社区サービスを発展させる」一環として医療衛生も位置づけられた。習近平指導部以降も同様で、２０１７年の「中共中央国務院関於加強和完善城郷社区治理的意見」（「中共中央および国務院の都市農村社区ガバナンスの強化と完全化に関する意見」）において「都市農村社区の医療衛生サービス能力および水準を向上させ、住民の基本的な医療衛生サービスに対する需要をさらに満足させる」とされた。

さらに、後述するように今回の感染症対策においても情報技術が重点的に活用されたが、それに関して言うならば、2006年の「国務院関於加強和改進社区服務工作的意見」（「国務院の社区サービス活動の強化および改善に関する意見」）において「社区情報化プラットフォームを建設し、社区の公共サービスの自動化、現代化の水準を向上させる」とされた。2010年代以降はさらに本格化し、2010年の「関於加強和改進城市社区居民委員会建設的意見」（「都市社区居民委員会建設の強化および改善に関する意見」）では「社区総合情報管理サービスプラットフォーム」を設置し、データ収集および資源を共有していくとされた。そして居民委員会の情報技術の装備条件を改善し、住民の情報技術運用能力を向上させ、電子化により効率化を進め、サービス向上を図っていくとした。2011年の「社区服務体系建設規画（2011~2015年）」（「社区サービス体系建設計画」）においても引き継がれ、ブロードバンドへの接続を進め、「社区総合情報プラットフォーム」により基層政府、企業、社区組織および住民の間の意思疎通を活性化させ、そのための財政的支援も強化していくとした。2017年の「中共中央国務院関於加強和完善城郷社区治理的意見」（「中共中央および国務院の都市農村社区ガバナンスの強化と完全化に関する意見」）でも継続され、「ネットワーク化された社区ガバナンスおよびサービスの新たなモデルを模索する」とされた。

このように見ると、上述したように「自治」「民主」→「社会管理」→「社会ガバナンス」と方針が変遷する中で、「ガバナンス」の重心を基層社会に移動させることで多様なアクターを掌握し、社会不安が拡大するのを防ごうとする共産党政権の意図が浮かんでくると言えよう。社区における医療サービス体制強化もその一環であり、情報技術の積極的な導入によるサービスの効率化がそれらを支えているのである。それでは、2020年初頭の新型コロナウイルス感染症の初動対応について、武漢市における「社会ガバナンス」はどのように実行されたのだろうか。

Ⅲ　武漢市における新型コロナウイルス感染症対策の経緯

1．感染症対策におけるアクター

ここではまず今回の新型コロナウイルス感染症対策におけるアクターについて概括しておく。2020年1月の感染爆発以降、各種対策を実行するために、党中央に「中央応対新型冠状病毒感染肺炎疫情工作領導小組」[35]が設置され、1月26日に第1回目の会議が開催された。組長は李克強（政治局常務委員、国務院総理）で、その他に王滬寧（政治局常務委員、中央書記処書記）、丁薛祥（政治局員、中央弁公庁主任）、孫春蘭（政治局員、副総理）、王坤明（政治局員、中央宣伝部部長）、蔡奇（政治局員、北京市委書記）、王毅（外交部長）、肖捷（国務院秘書長）、趙克志（公安部長）が出席した[36]。また、政府側には国家衛生健康委員会が主導する形で「国務院応対新型冠状病毒聯防聯控機制（国務院対新型コロナウイルス連合制御機構）」（国務院連合制御機構）が設置され、「中央応対新型冠状病毒感染肺炎疫情工作領導小組」の指導を受け、全国の感染症対策を主導する形となった。国務院連合制御機構には国家衛生健康委員会以外に党中央宣伝部、外交部、国家発展改革委員会、教育部、科学技術部などの32部門が参加している。[37] そして、湖北省および武漢市については、孫春蘭を組長とする「中央指導組」を派遣し、各種対策を主導することとなった。[38]「中央指導組」はその後4月28日まで武漢に滞在し、[39] 5月4日以降は丁向陽（国務院副秘書長）を組長とする「国務院聯防聯控機制聯絡組」が武漢に派遣された。[40]「聯絡組」は7月17日まで武漢に滞在した。[41]

湖北省および武漢市のアクターとしては、省、市それぞれに政府の各部門が合同で対応すべく「新型冠状病毒感染的肺炎疫情防控指揮部」（指揮部）が設置され、それぞれ党委書記、省長、市長が主導して対策を実施する体制が整えられた。[42] また、各県（区）においても同様に「防控指揮部」を設置し、街道（郷鎮）および社区（村）の対策を指導することとなった。このように、党中央の「中央応対新型冠状病毒感染肺炎疫情工作領導小組」が指導する国務院連合制御機構を頂点として、各級政府が「防控指揮部」を構成し、感染症対策を進める体制が2020年1月末までに整えられた。

2. 感染爆発以降の経緯と社区における感染症対策

ここでは武漢市の社区において展開された感染症対策の経緯を見ていく。

武漢市では1月中旬の感染爆発以降、1月24日に市の指揮部が会議において、社区の責任で管轄地域を全面的に調査し、発熱患者を社区の医療サービスセンターに送って対応するよう指示している。そして、社区の幹部に対して地域全体を動員して感染症対策を実施するよう求めている。[43] また、同日国務院連合制御機構は「新型コロナウイルス感染症による肺炎に対する社区の制御の強化に関する通知」を出している。この中で社区について、感染者の未発生地域、感染者発生地域、感染拡大地域に分類し、未発生地域については組織動員（基層幹部、医療関係者、ボランティア）、健康教育、情報公開、帰還人員の管理、衛生管理、物資備蓄を行い、発生地域ではこれらに加えて濃厚接触者の管理および消毒を行い、拡大地域ではこれらに加えてさらに地域の封鎖および人が集まることを制限するなどの措置を行うとした。[44] 1月28日には省の指揮部において党の基層組織の幹部が感染症対策の最前線に立ち、ウイルス封じ込めや物資調達などを指導していくよう指示した。[45] さらに翌29日には民政部と国家衛生健康委員会が緊急通知を出し、社区に対して感染状況の調査や感染者および社区内の人員の管理、上級組織への情報伝達、地域内の消毒などの衛生環境の維持、支援を必要とする家庭や個人への補助などの任務を行うよう通達した。[46]

その後2月になって、14日に武漢市指揮部は「住宅小区」を一律封鎖し管理する通知を出した。出入り口は原則一つとし、24時間体制で出入りする人員の検温や登録を行い、医療関係者や感染症対策の関係者、交通関係者以外は一律外出禁止とし、区域外の人員も特別な理由がない限り入場不可とした。[47] 封鎖に際し米や野菜、肉などの必要な食料を確保し、インターネットの使用に不慣れな高齢者については社区の幹部やボランティアが物資の調達を代行し、医療面でも必要な診察を受けるための支援をするよう指示した。[48] 住民の健康管理についても、社区の幹部の責任で実施することとなった。その方法としては、住民に体温を測定するパッチを配付し、データを入力させることで管轄地域の住民に直接接触することなしに体温のデータを収集するものや、人工知能（ＡＩ）を用いて住民に電話し、家庭内の発熱患者の有無や感染者との接触歴の有無などを尋ね、それに対する返答をデータ化するものなどがある。これらの対策の実施に際しては、企業からの技術提供を受けている。高齢者の多い地域についてはデータの収集が難しいため、社区の人員が数人ずつのグループを構成し、防護服、ゴーグル、手袋、マスク着用で直接訪問し、体温を計測している。[49] このように社区が主体となって、個別の住民の健康管理を行うことで、感染者の早期発見、早期隔離、早期治療を実現し、感染拡大を防止する方法をとったと言える。

そして2月下旬以降は感染状況がピークを過ぎたとして、3月1日以降は「無疫情社区」（感染ゼロ社区）を各地域で実現していくことに目標を転換した。これは地域ごとに一定期間感染者ゼロを継続していくというもので、小区から始まり、社区（村）、街道（郷鎮）、区の順で感染者ゼロ地域を拡大し、最終的には武漢市全体でウイルスの封じ込めを目指して、「小さな勝利を積み上げ、大きな勝利をもたらす」とした。[50]

感染の広まりがほぼ終息したことで4月8日に武漢市の封鎖が解除されたが、社区を中心とした住民の管理は継続された。４月以降も「住宅小区」の出入り口での厳格な管理を継続し、出入りする人員に対して身分確認や情報の記録、検温、マスク着用の確認を行い、不要不急の外出を避けるよう促すとした。また、特に無症状感染者や外部から武漢に来訪した人員の調査を行い、感染者の早期発見、早期隔離および早期治療や濃厚接触者の管理を行い、独居老人やその他社会的弱者に対して積極的に訪問や電話で健康確認を行うとした。地域全体の衛生面での啓蒙活動も継続するとした。[51]

さらに5月15日からは武漢市の全市民に対して、ＰＣＲ検査を実施したが、これも社区を基本単位として管轄する住民に対して実施している。感染者が発生したことのある地域や人口が密集している地域の住民を優先し、基本的には居住する社区が指定した地点に赴いて検体採取を行い、移動が難しい住民は社区の関係者に連絡することになっている。予約に際しても住民同士の接触をできるだけ避けるよう時間を配分する。費用は市と区で負担することになっており、個人負担はない。検体採取については社区の衛生サービスセンターおよび地域の病院の責任で行う。[52] 例えば和平街という街道では地域全体の検査対象者21万人のうち、すでに99％が検査を受け、残り９４６人の検査が実施されていなかった。そこで社区の職員が個別に住宅を訪問する、音楽や放送を使って検査を案内するなどの方法で住民に対して告知を行い、週末に検査を実施したという。別の社区では足が不自由で移動が難しい高齢者に対して、社区衛生サービスセンターの医師がその住民の自宅に出向き、検体採取を行ったという。糖尿病により視力が低下し、移動が難しい住民に対しても同様に地域の医院の医師が出向いて検体採取を行っている。[53] このように社区を基本単位として全市民に対して検査を実施することで、陰性が確定した市民が安心して社会活動に従事できる体制を整えたと言えよう。最終的には6月30日の時点で、武漢市全体で14日間連続して感染者が発生していない「無疫情城区」(感染ゼロ区)を達成したという。[54]

Ⅳ　共産党政権の基層社会におけるガバナンスと政治体制

1．問題解決の場としての基層社会

ここまで2020年初頭の武漢市における感染症対策を見てきたが、上述した「自治」「民主」→「社会管理」→「社会ガバナンス」という視点から見ると、以下の点が指摘できるだろう。すなわち、未知のウイルスの感染爆発という危機的状況において、共産党政権は社区をその対策の主要舞台とし、封鎖措置をとることで人流のコントロールや住民の検査による感染確認および感染者対応、健康管理など強力な措置をとり、感染第一波の封じ込めに成功した。封鎖によって外出が制限され、食料などの必要物資の確保にも支障が出るなど、住民によってはストレスフルな状況が生じたが、「社会ガバナンス」の方針の下で社区の業務従事者だけでなく、上級政府からの職員の派遣やボランティアの動員などで多様なアクターを取り込み、強硬策一辺倒ではなく、きめ細かな対応がなされた。特に高齢者や持病がある住民、身体障碍者など社会的弱者に関しては、検温データの収集など健康管理、食料の調達、全市民のPCR検査などでそのような対応が意識された。その結果、第一波の終息局面において住民同士が安心して行動できる状況を作り出すことに成功したと言えよう。また、2003年のSARSの流行後に社区の医

療体制の整備が進められてきたが、それらが今回の感染者対応においても機能したと言えよう。

さらに、上述のように社区における業務の効率化および住民サービスの強化のために情報技術が積極的に導入されてきたが、[55]今回の対応でも住民データの収集による健康管理や全市民のスクリーニングなどで十全に活用された。吉田徹は「感染症対策で重要な変数となるのは、その国の統治（ガバナ）能力（ビリティ）の高低である」とし、スマートフォンや消費行動履歴などを通じた感染者の追跡可能性／監視と強制的な外出禁止というセットこそがコロナ対策で有効であり、報酬と強制を同時的に可能にするＡＩ／ＩＴを用いた集合行為問題の解決により補完されると述べているが、[56]中国においてもそのような特徴が明確に体現されたと言える。そして、上述した「社会ガバナンスの重心の基層への移動」「社区における矛盾の予防および解消」という方針の下で、社区を中心とした基層社会において危機的状況が解消された。

武漢市で進められたこのような対策が一つの重要なモデルとなり、その後他地域でも同様の対策が実施された。つまり、感染者が発生した地域のみを局地的に封鎖し、感染者が発生しなくなった時点で封鎖を解除するのである。感染が拡大した場合は封鎖地域も拡大するが、基本的には封鎖地域の住民は圧倒的に少数であり、それ以外の大半の地域の住民は自由な社会経済活動が保証されるということである。すなわち、封鎖されている地域の住民にはきめ細かい対応を行いつつ、それ以外の大半の感染リスクの低い人々が社会経済活動を行うのであり、さらに「健康宝」のようなスマートフォンのアプリによる陰性証明を組み合わせることで、[57]全体としての安心感をもたらすことにつながった。

2. SARS対応との比較

未知のウイルスのエピデミックへの対応に関して想起されるのは、同じコロナウイルスでかつ中国が起源となったという点でも同様のSARS（重症急性呼吸器症候群）ウイルスである。ここでは2003年に流行したSARSに対する共産党政権の対応を概観し、今回の対応との比較を試みる。

2002年の11月ごろから広東省を中心にSARSの患者の発生が伝えられるようになり、2003年の2月に広東省で一気に感染者数が増加し、エピデミックという状況になった。その後香港、台湾や東南アジア、北米にも感染が拡大することになったが、その要因の一つとして当時は江沢民指導部から胡錦濤指導部への移行期であったこともあり、初動対応が遅れたことが指摘された。鄭およびライによれば、初動対応の遅れの要因となった中国の政治システムの弱点として、①広東省の政治および経済面での影響力、②中央-地方関係の特殊性、③官僚の分断化、④政府と軍の間の分断、を挙げている。①については広東省の中国全体における経済的な影響力により、経済にブレーキをかけるような措置がとれなかったことおよび2002年から2003年にかけての広東省指導部の交代による混乱が指摘されている。②については、広東省指導部が地方で問題を解決しようとし、中央へ十分な情報伝達が行われなかったとする。③については混乱を恐れて情報を隠蔽しようとした党宣伝部の影響で、衛生部門が十分な対応をとれなかったとしている。④は権力の交代期の影響で、胡錦濤の軍に対する掌握が不十分であり、軍の医療資源を十分に動員できなかったとする。逆に中国の政治システムの強みとしてはＳＡＲＳ対応が中央指導部により一旦最重要課題になれば国家的資源が動員され、中国の政治システムにおける権威主義的な特徴が効果的な対応を可能にしたとする。[58]

実際に4月17日に政治局常務委員会において胡錦濤指導部がＳＡＲＳ対応を決定すると、初動対応の不備により衛生部長と北京市長が解任され、中央に指揮系統を構築し、地方政府を動員する体制がとられた。政府の各部門が対応に動員され、人流管理や検疫体制の強化、消毒の実施、医療部門の動員や学校における児童、生徒の体調管理などが一気に進められた。[59]また、基層社会においても毛沢東時代の「愛国衛生運動」を彷彿とさせるような大衆運動により検疫や消毒の強化や各種の宣伝活動、村民委員会や居民委員会による住民の健康管理が実施された。例えば北京市や河北省では居民委員会が中心となって、農民工も含めて行動履歴の追跡や体温データの収集などを行った。また、多くの地域で村の入り口や高速道路の出口を封鎖することで感染拡大地域からの人の流入を防ぐような強硬措置がとられた。これらの対応を通して胡錦濤指導部の危機管理意識が高まり、また権力基盤の強化がもたらされたが、ただ、初動対応の遅れの原因となった様々な制度的要因については大きな変更はもたらされなかった。[60]

このように見ると、今回の新型コロナウイルス感染症の対応においても２００３年のＳＡＲＳウイルス対応と類似した点が多く見られると言えよう。すなわち、今回の武漢市の初期対応においても、２０１９年の年末ごろから原因不明の肺炎患者が増加していたにもかかわらず中央への報告が遅れたため、２０２０年1月になって感染者が激増し、医療崩壊を招いた。２００３年の時とは異なり、習近平指導部はすでに2期目の後半に入っていたことから権力基盤そのものは盤石だったが、それでも流行開始から対応を本格化させるまでに1か月程度かかっており、その間に中国から全世界に流行が拡大する結果を招いてしまった。これは上級幹部が下級幹部の実績を評価するという従前からの人事制度により、自己の管轄地域で問題が生じた場合、人事評価への悪影響を恐れて情報を隠蔽しようとする心理が働いたものと推測される。また、2003年の時と同様に、今回も2020年1月下旬以降中央において対策を本格化させると、中央で指揮系統を整備したうえで武漢に幹部を派遣し、湖北省および武漢市でそれぞれ党委書記の解任も含む形で各級政府においても態勢を整えて対応を本格化させ、医療資源を総動員するとともに基層社会を主要舞台として対策が開始された。今回の対策についても、中央が対応を決定してからの展開は非常に早く、さらに2003年の際は大衆運動型で一気に対策を進めたが、今回は「社会ガバナンス」「社区における矛盾の予防および解消」の方針の下に、ボランティアも含めて様々なアクターを動員し、住民の不満による圧力上昇を避けるため、きめ細かい対応が試みられた。それを支えたのは「社会ガバナンス」における情報技術の導入による、より効率化されたデータ収集を通じた住民管理の推進であった。そして感染拡大地域においては徹底した対策を実行しつつ、それ以外の地域においては比較的自由な社会経済活動が保証されたため、陰性証明の活用も合わせて全体としての安心感がもたらされた。総じて言えば、今回の対策においては、2003年のSARS対応の経緯を踏まえつつ、情報技術によって支えられた「社会ガバナンス」としてのきめ細かい対応という、より洗練化された形で対策が実施されたと言えよう。

おわりに

２０２０年初頭の中国・武漢市における新型コロナウイルス感染症のエピデミックに対する対応の分析を通して明らかになったこととして、以下のようにまとめることができるだろう。初動対応においての遅れが重大な事態を招いたものの、1月下旬に中央において国家的課題として設定されて以降は、持てる資源を総動員し、強力な封じ込め策を実行した。その主要な舞台は基層社会であり、居民委員会を中核とした社区であった。また、２００３年のＳＡＲＳ対応の経緯を踏まえつつ、社区における医療体制を整備し、強硬策一辺倒ではなく、より洗練化された「社会ガバナンス」として多様なアクターを動員し、感染者対応や住民の健康管理などにおいてきめ細かい対策が実行された。局地的に封鎖等によって不便な生活が強いられる住民には圧力上昇を避ける対応をしつつ、その他大半の地域においては自由な経済活動が保証されたため、結果的に感染者数自体は低い水準に抑えられ、全体として安心感がもたらされたと言えよう。

このような「社会ガバナンス」は共産党政権が言う「協商民主」の一環としてとらえることもできるだろう。すなわち、特に習近平指導部においては競争的な選挙において多数派が勝利して権力を掌握するという「選挙民主」よりも、中国共産党の指導を前提とし、様々なアクターと「協商」することで彼ら／彼女らを取り込んでいくという「協商民主」の方が中国の国情に適していると重視されるようになってきており、「中国の特色のある社会主義民主」であると主張されてきた。[61] 今回の基層社会における感染症対策においてもそのような側面があらわになったと言えよう。他方で、このような「社会ガバナンス」としての各種対応は情報技術の導入を背景とするものであり、住民の健康情報や行動履歴などの個人情報がデータ化され、権力者に掌握されるのである。すでに新型コロナウイルス感染症の流行以前より「幸福な監視国家」[62]という視点から中国を分析する議論は存在していたが、これは中国だけの現象ではなく、他の国も含めて感染症対策により「監視社会」化の進行に拍車がかかる可能性もある。[63]

このような協商民主の一環としての「社会ガバナンス」を「国家能力」という視点から見た場合、何が指摘できるだろうか。「国家能力」が「強制能力」「動員能力」「感化能力」から構成されるとするならば、2020年初頭の武漢での感染症対策はこれらの能力が十分に発揮されたと言えるだろう。すなわち、「強制能力」として党中央、国務院がトップダウンで対策を主導し、「動員能力」として基層社会における各種アクターを感染症対策の舞台に登場させ、その結果、「感化能力」として「感染症対策は成功し、死者数も低い水準に抑えられている」という認識を中国社会にもたらした。さらに重要なこととして、王紹光の議論によれば、「国家能力」は「専断的国家能力」と「基礎的国家能力」に分けられ、[64]「基礎的国家能力」は体制の如何にかかわるものではなく、「必要な国家の基本的な制度建設がなければ基礎的国家能力はなく、国家のガバナンスを語ることはできない」として、最も基礎的な能力であるとされている。すなわち、共産党政権の言う協商民主の一環としての「社会ガバナンス」とは「基礎的国家能力」にかかわる領域と接続する概念であり、政治体制レベルのそれではない。毛里和子の言うように、ガバナンスはレジームに触れるものではないのである。[65] 共産党政権が特に胡錦濤指導部の後半以降強化してきたものは政治体制レベルの変容をもたらすような能力ではなく、より根底にある「基礎的国家能力」のレベルにかかわる能力だったのである。吉田徹は「生権力の発動は政治体制に関係ない。しかしその作動のあり方や制御は、社会における水平的な信頼、政治に対する垂直的な信頼の程度によって変化しうる」と述べているが、[66] 武漢市の２０２０年初頭の段階においては「基礎的国家能力」を基盤とした感染症対策が効果的に機能した側面を指摘してもよいだろう。

この点を踏まえて、従来株より感染力が強まったオミクロン株の流行が始まった２０２２年以降の状況をどう見ればよいのか。２０２１年までは封鎖を伴う強力な政策に対して抗議活動が発生したという報道が散発的に見られつつも、[67] 局地的な感染拡大を封じ込めてきたが、２０２２年以降にオミクロン株が流行し始めてからは、それまでの封じ込め政策が機能しなくなった。周知のように上海市では２０２２年３月末以降、感染拡大を抑えきれずほぼ全域にわたって約２か月間の封鎖を余儀なくされた。中国最大の経済都市の長期にわたる封鎖は中国だけでなく、全世界の経済に多大な影響を及ぼすことになり、中国の「ゼロ・コロナ」政策が世界的にリスク要因であると認識されるようになった。また、封鎖された巨大都市において食料の供給が追いつかず、市民による抗議活動が発生した。[68] その後も各地で封鎖に対する抗議活動が頻繁に伝えられるようになった。[69] さらに、感染者が発生した地域では全住民に対して陽性者が発生しなくなるまで毎日～数日に1回のＰＣＲ検査が実施されるため、これらの費用が地方政府の財政を圧迫し、また封鎖による経済活動の停滞も加わって河南省や広東省では路線バスの運行維持が困難となり、雲南省や遼寧省では政府や病院の職員に給料の遅配が発生していると伝えられた。[70]

このような状況に対してＷＨＯのテドロス・アダノム事務局長も「持続可能とは思えない」として方針転換の必要性を提起し、[71]中国国内からも中国の感染症対策の第一人者で呼吸器専門医の鍾南山がゼロ・コロナ政策は感染の封じ込めに「重要な役割を果たした」と評価しつつも、経済・社会の正常化のためにも「長期的に続けることはできない」と主張したと伝えられた。[72]これに対して習近平は２０２２年5月に「中国は人口大国であり、高齢者が多く、地域の発展状況は均衡しておらず、医療資源も不足している。大規模感染が起きれば重症者や死者が大量に出る」として、「ゼロ・コロナ」政策を「一切揺るがずに堅持する」と述べた。[73]孫硯菲は国家が危機の重大性および自己の能力の限界を適切に認識し、その国家能力に見合った対策をとることができるかが感染症対策の成否のカギであるとし、国家能力および政権の正統性の基礎が強力な国家のエリートは危機意識および国家能力の限界を十分に認識できず、逆に中国のような国家は過大な政策圧力により、危機への対処においてコストを顧みずに封鎖措置をとるとした。[74]習近平指導部は医療資源の不足という問題を「社会ガバナンス」という方針の下で、情報技術を駆使した「監視社会」化の推進と表裏一体となった「ゼロ・コロナ」政策によってカバーしてきたとも言える。

しかし、２０２２年11月以降に厳格な「ゼロ・コロナ」政策に反対するデモが中国全土で発生すると、12月には「ゼロ・コロナ」政策の終了を発表し、「オミクロン株は感染力は強いが病原性は低い」という認識を大々的に宣伝し始めた。[75] そして、２０２３年２月の段階で中国の新型コロナ対策は「決定的に勝利」したとの認識が示された。[76] ここで重要なこととして、２０２２年11月以降にデモが発生した際、封鎖や度重なるＰＣＲ検査の強制に対する反対とともに、習近平指導部の退陣を求めるような主張も一部で見られ、[77] 中国社会の不安定化の可能性を指摘する分析も見られた。[78] しかし、共産党政権は感染症対策を「基礎的国家能力」の領域につながる「社会ガバナンス」の枠組みで展開していたことにより、反対運動が起こった際にも体制転換に接続することを回避し、あくまで「ガバナンス」の問題として処理した。実際に、「ゼロ・コロナ」政策が終了した時点で、中国全土に広がったデモの動きはたちまち下火になり、社会生活は正常化された。

中国における新型コロナウイルス感染症対策は、共産党が自らの指導を前提としたうえでの「協商民主」の一環としての「社会ガバナンス」を「基礎的国家能力」にかかわるレベルに接続させて展開することにより、体制転換につながるリスクを回避した。中国の事例は、非民主主義体制が「国家能力」を強化することでその体制を持続させることができるという一つの証左になってしまったのかもしれない。

【注】

1 渡辺直士「国家発展改革委員会の機能とその変遷」「2008年四川大地震後の復興活動において国家および地方の発展改革委員会の果たした役割」佐々木智弘編『変容する中国・国家発展改革委員会――機能と影響に関する実証分析――』第1章（13-37頁）、第5章（127-147頁）、アジア経済研究所、2015年。

2 郭定平「上海市の社区建設と都市基層社会の管理体制改革」『アジア経済』2003年、21-44頁。

3 張宝鋒「『単位型社区』居民政治参与的微観機制 対Z社区的個案研究」『社会学』2006年、10-15頁。

4 張忠任・内藤二郎「中国における地方行政改革と地方自治について　北京市石景山区魯谷の「大社区」改革を事例に」『北東アジア研究』10、2006年、95-104頁。

5 唐燕霞「都市基層社会の住民自治についての一考察　山東省社区居民委員会の事例を中心に」『北東アジア研究』16、2008年、39-54頁。同「中国都市部の『社区自治』についての一考察　武漢市の事例を中心に」愛知大学国際中国学研究センター編『中国社会の基層変化と日中関係の変容』第4章、日本評論社、2014年。

6 Wang Zhengxu, Sun Long, Xu Liuqing, Pavlicevic Dragan(2013), Leadership in China's Urban Middle Class Protest: The Movement to Protect Homeowners' Rights in Beijing, *The China Quarterly*, 214, June 2013, pp.411-431.

7 Thornton Patricia M.(2013), The Advance of the Party: Transformation or Takeover of urban Grassroots Society? , *The China Quarterly*, 213, March 2013, pp.1-18.

8 Tang Beibei(2016), Deliberating Governance in Chinese Urban Communities, *The China journal*, 73, pp.84-107.

9 賈強「変革中の中国都市コミュニティと住民組織『社区党建』と『居民委員会』の再編を中心に」『文教大学国際学部紀要』13（1）、2002年、13-25頁。

10 単聯成「中国の都市におけるコミュニティ政策と住民組織の再編　長春市の3つの社区居民委員会の事例を中心に」『フォーラム現代社会学』3、2004年、96-107頁。

11 南裕子「中国の都市と農村における『社区建設』中国におけるコミュニティ形成の文脈」『法學研究』84（6）、2011年、413-439頁。

12 朱安新・小嶋華津子「第6章 都市コミュニティの建設『社区』とコミュニティ」小嶋華津子・島田美和編著『中国の公共性と国家権力　その歴史と現在』慶應義塾大学出版会、2017年。

13 小嶋華津子「中国都市部居住区のガバナンスをめぐる政治力学」『アジア経済』52（5）、２０１１年、32-50頁。

14 江口伸吾『現代中国の社会ガバナンス　政治統合の社会的基盤をめぐって』（北東アジア学創成シリーズ５）、国際書院、２０２１年。同「現代中国における都市の社区建設と社会管理 山東省の事例を中心に」『総合政策論叢』23、２０１２年、１０９-１２１頁。

15 肖林「城市社区治理体制改革的思考」『中国機構改革与管理』２０１５年第7期、２０１５年、31-33頁。

16 劉鵬瑶「中国都市部における『社区網格化管理情報プラットフォーム』の現状と課題—居民への支援と管理の実態—」『福祉社会開発研究』11、２０１９年、35-42頁。

17 李暁東『現代中国の省察「百姓」社会の視点から』（北東アジア学創成シリーズ３）、国際書院、２０１８年。

18 飯島渉「感染症対策における『中国方式』の行方　ＣＯＶＩＤ-19のパンデミックとロックダウン」『中国研究月報』74（12）、２０２０年、1-10頁。同「中国のＣＯＶＩＤ-19対策と『社区』」『アジア研究』67（４）、２０２１年、58-71頁。

19 許成鋼「武漢疫情掲示的制度問題」『二十一世紀双月刊』第１７８期、２０２０年、１０５-１０９頁。

20 Snape Holly(2019), Social Management or Social Governance: a Review of Party and Government Discourse and why it Matters in Understanding Chinese Politics, *Journal of Chinese Political Science*, 24, pp.385-699.

21 許耀桐「制度、治理和現代化：若干重要概念術語闡釈」『新視野』２０２０年第20期、２０２０年〈https://www.aisixiang.com/data/123375.html〉。

22 兪可平「中国的治理改革（１９７８-２０１８）」『武漢大学学報（哲学社会科学版）』第71巻第3期、２０１８年、48-59頁〈**https://www.aisixiang.com/data/110307.html**〉。

23 江口伸吾「序章　現代中国の社会ガバナンスと政治統合」『現代中国の社会ガバナンス　政治統合の社会的基盤をめぐって』（北東アジア学創成シリーズ５）、国際書院、２０２１年。

24 毛里和子『現代中国　内政と外交』名古屋大学出版会、２０２１年、１８８-１９１頁。

25 「中共中央办公厅、国务院办公厅关于转发《民政部关于在全国推进城市社区建设的意见》的通知」『法律図書館』〈http://www.law-lib.com/law/law_view.asp?id=120484〉（２０２２年10月10日確認）。

26 「江泽民同志在党的十六大上所作报告全文」『共産党員網』〈http://fuwu.12371.cn/2012/09/27/ARTI1348734708607117_all.shtml〉（２０２２年10月10日確認）。

27 「国务院关于加强和改进社区服务工作的意见」『中国政府網』〈http://www.gov.cn/gongbao/content/2006/content_303523.htm〉（２０２２年10月10日確認）。

28 「胡锦涛在党的十七大上的报告」『共産党員網』〈http://fuwu.12371.cn/2012/06/11/ARTI1339412115437623_all.shtml〉（２０２２年10月10日確認）。

29 「关于加强和改进城市社区居民委员会建设的意见」『中国政府網』〈http://www.gov.cn/jrzg/2010-11/09/content_1741643.htm〉（２０２２年10月10日確認）。

30 「社区服务体系建设规划（２０１１-２０１５年）」『中国政府網』〈http://www.gov.cn/gongbao/content/2012/content_2034730.htm〉（２０２２年10月10日確認）。

31 「胡锦涛在中国共产党第十八次全国代表大会上的报告」『共産党員網』〈http://www.12371.cn/2012/11/17/ARTI1353154601465336.shtml〉（２０２２年10月10日確認）。

32 「中共中央关于全面深化改革若干重大问题的决定」『共産党員網』〈http://news.12371.cn/2013/11/15/ARTI1384512952195442.shtml〉（２０２２年10月10日確認）。

33 「中共中央国务院关于加强和完善城乡社区治理的意见」『中国政府網』〈http://www.gov.cn/gongbao/content/2017/content_5204888.htm〉（２０２２年10月10日確認）。

34 「习近平在中国共产党第十九次全国代表大会上的报告」『人民網』〈http://cpc.people.com.cn/n1/2017/1028/c64094-29613660.html〉（２０２２年10月10日確認）。

35 「領導小組」とは党内や政府内に設置される「議事協調機構」と呼ばれるもので、特定の政策分野にかかわる党（中国共産党）や政府の代表者からなる半公式グループであり、党の政府に対する指導、政策諮問、政策調整、執行監督などの機能を有するものである。分野に特化して一時的に設置されるものもある。特に「党の行政担当機構」として党内に設置されるものは、党グループ（党組）とともに党が国家（政府）を指導するという現代中国の党政関係の核心部分を構成している（渡辺直土「中国・中央全面深化改革領導小組の機能と党政関係」『中国研究月報』73（12）、２０１９年、1-18頁）。

36 「李克强主持召开中央应对新型冠状病毒感染肺炎疫情工作领导小组会议」『新華網』〈http://www.xinhuanet.com/politics/2020-01/26/c_1125504004.htm〉（２０２２年10月10日確認）。

37 「国家卫生健康委会同相关部门联防联控 全力应对新型冠状病毒感染的肺炎疫情」『中国政府網』〈http://www.gov.cn/xinwen/2020-01/22/content_5471437.htm〉（２０２２年10月10日確認）。

38 「中央指导组在湖北的25天」『新華網』〈http://www.xinhuanet.com/politics/2020-02/21/c_1125604972.htm〉（２０２２年10月10日確認）。

39 「中央指导组离鄂返京」『武漢市衛生健康委員会』〈http://wjw.wuhan.gov.cn/ztzl_28/fk/fkdt/202004/t20200430_1197435.shtml〉（２０２２年10月10日確認）。

40 「国务院联防联控机制联络组赴湖北武汉开展工作」『武漢市衛生健康委員会』〈http://wjw.wuhan.gov.cn/ztzl_28/fk/fkdt/202005/t20200505_1224895.shtml〉（２０２２年10月10日確認）。

41 「国务院联防联控机制联络组离鄂返京」『人民網』〈http://politics.people.com.cn/n1/2020/0717/c1001-31787848.html〉（２０２２年10月10日確認）。

42 「湖北省成立指挥部全面防控新型冠状病毒感染的肺炎疫情」『新華網』〈http://www.xinhuanet.com/politics/2020-01/23/c_1125497951.htm〉（２０２２年10月10日確認）、「武汉成立新型冠状病毒感染的肺炎疫情防控指挥部」『湖北省人民政府』〈https://www.hubei.gov.cn/zwgk/hbyw/hbywqb/202001/t20200122_2013911.shtml〉（２０２２年10月10日確認）。

43 「我市召开视频调度会部署分级分类筛查工作　全力做好发热病人就医就诊工作 确保无条件收治所有疑似患者」『武漢市人民政府』〈http://www.wuhan.gov.cn/sy/whyw/202003/t20200316_960222.shtml〉（２０２２年10月10日確認）。

44 「关于加强新型冠状病毒感染的肺炎疫情社区防控工作的通知」『中華人民共和国国家衛生健康委員会』〈http://www.nhc.gov.cn/jkj/s3577/202001/dd1e502534004a8d88b6a10f329a3369.shtml〉（２０２２年10月10日確認）。

45 「省委常委会会议暨省新型肺炎防控指挥部会议强调」『中国共産党新聞網』〈http://cpc.people.com.cn/n1/2020/0129/c64102-31564369.html〉（２０２２年10月10日確認）。

46 「民政部、国家卫生健康委关于进一步动员城乡社区组织开展新型冠状病毒感染的肺炎疫情防控工作的紧急通知」『中華人民共和国国家衛生健康委員会』〈http://www.nhc.gov.cn/jws/s3578/202001/a68ed0594583437fb104feefbbffe985.shtml〉（２０２２年10月10日確認）。

47 「武汉市新冠肺炎疫情防控指挥部明确住宅小区封闭管理主要措施」『武漢市疾病予防控制中心』〈https://www.whcdc.org/view/1840.html〉（２０２２年10月10日確認）。

48 「陈一新督导社区群众生活保障工作 统筹兼顾〝米袋子〟〝菜篮子〟打好后勤保障战」〈http://wjw.wuhan.gov.cn/ztzl_28/fk/fkdt/202004/t20200430_1197093.shtml〉（２０２２年10月10日確認）。

49 「ＡＩ智能＋人工摸排 市民线上线下测体温」『武漢市衛生健康委員会』〈http://wjw.wuhan.gov.cn/ztzl_28/fk/fkdt/202004/t20200430_1197281.shtml〉（２０２２年10月10日確認）。

50 「陈一新与基层干部座谈〝无疫情社区〟创建时强调 实行分级防控精准防控惠民防控 打造更多〝安全岛〟」『武漢市衛生健康委員会』〈http://wjw.wuhan.gov.cn/ztzl_28/fk/fkdt/202004/t20200430_1198862.shtml〉（２０２２年10月10日確認）。

51 「武汉市新冠肺炎疫情防控指挥部关于建立疫情防控长效机制持续做好小区封控管理工作的通知」『武漢市人民政府』〈http://www.wuhan.gov.cn/zwgk/tzgg/202004/t20200414_999351.shtml〉（２０２２年10月10日確認）。

52 「武汉市集中核酸检测十问十答」『人民網』〈http://sn.people.com.cn/n2/2020/0517/c378287-34022947.html〉（２０２２年10月10日確認）。

53 「武汉集中核酸检测〝查缺补漏〟」『武漢市衛生健康委員会』〈http://wjw.wuhan.gov.cn/ztzl_28/fk/fkdt/202005/t20200525_1332836.shtml〉（２０２２年10月10日確認）。

54 「15个城区全部成为〝无疫情城区〟武汉达到全市域无疫情标准」『武漢市衛生健康委員会』〈http://wjw.wuhan.gov.cn/ztzl_28/fk/fkdt/202007/t20200702_1388526.shtml〉（２０２２年10月10日確認）。

55 例えば、浙江省金華市では県（市、区）が末端社会に人員を派遣し、データを活用して業務を効率化した例が紹介されている（金華市編弁「金華推進『基層地理四平台』建設」『中国機構改革与管理』２０１８年11期）。唐鈞らの研究においても、ＡＩを活用して社区管理を強化した例が紹介されており（唐鈞・龔琬嵐・孫慶凱「基層治理的五種創新趨勢分析」『中国機構改革与管理』２０１８年12期）、倪の研究においてもボランティアや各種社会団体、企業が社区のガバナンスの積極的に参加し、データ活用により効率化を実現した例が紹介されている（倪咸林「城市核心区社区治理模式創新研究」『行政管理改革』２０１８年第1期）。

56 吉田徹「コロナ時代のデモクラシー」『世界』7月号、２０２０年、43頁。

57 例えば北京市政府ではウェブサイトで外国人向けに「健康宝」の利用方法を案内している（「外国人向け『健康宝』（**Health Kit**）」ご利用ガイド」〈http://japanese.beijing.gov.cn/livinginbeijing/recommendations/202101/t20210107_2204193.html〉（２０２２年10月10日確認）。

58 Zheng Yongnian and Lye Liangfook(2004), SARS and China's Political System, *John Wong and Zheng Yongnian(ed.), The SARS Epidemic: Challenges to China's Crisis Management*, p.53-62, World Scientific Publishing.

59 Lai Hongyi(2004), Local Management of SARS in China: Guangdong and Beijing, *John Wong and Zheng Yongnian(ed.), The SARS Epidemic: Challenges to China's Crisis Management*, p.92-97, World Scientific Publishing.

60 Thornton Patricia M.(2009), Crisis and Governance: SARS and the Resilience of the Chinese Body Politic, *The China Journal*, 61, Jan. 2009, pp.23-48.

61 「協商民主」をめぐる問題については、渡辺直土「習近平政権における『政治体制改革』」『現代中国』96、２０２２年、5‐16頁を参照。

62 梶谷懐・高口康太『幸福な監視国家・中国』（ＮＨＫ出版新書）ＮＨＫ出版、２０１９年。

63 例えば、大屋雄裕はパンデミックにより超監視社会が訪れる可能性を指摘しつつ、将来的なモデルとして、大量の情報を収集し、一定の誤爆の可能性を容認しながら全体の幸福のためにそれらを利用するか、情報収集をせずに感染症対策などにおいて政策の実効性が低下するのを受け入れるか、あるいはその中間として大量の情報を収集しつつ、その利用を限定的にするという三つのパターンを提起している（大屋雄裕「パンデミックと超監視社会の可能性」『国際問題』６９８、２０２１年、23‐31頁）。

64 王紹光によれば、「専断的国家能力」とは国家が関与する範囲を指すものであるとされる。「基礎的国家能力」は、①強制能力、②吸収能力、③感化能力、④国家認証能力、⑤規範化能力、⑥統率能力、⑦再分配能力、⑧統合能力、から構成されるとする（王紹光「国家治理与基礎性国家能力」『華中科技大学学報社科版』２０１４年第３期〈https://new.qq.com/rain/a/20211109A0BQJ200〉）。

65 毛里和子、前掲書１８８‐１９１頁。

66 吉田徹、前掲論文49頁。

67 例えば、雲南省瑞麗市のように一部地域では断続的に封鎖が続いていることに対するデモが発生したとの報道もある（『読売新聞』2021年11月5日）。

68 『読売新聞』2022年4月1日。

69 例えば、天津市（『朝日新聞』2022年5月28日）、河北省（『朝日新聞』2022年6月3日）、広東省深圳市（『読売新聞』2022年9月29日）など。

70 "South China Morning Post", 21 Aug, 2022.

71 『読売新聞』2022年5月12日。

72 『読売新聞』2022年4月21日。

73 『毎日新聞』2022年5月6日。

74 孫硯菲「国家能力與合法性：新冠疫情防控的比較社会学研究」『二十一世紀双月刊』第185期、2021年、66-67頁。

75 『人民日報』2022年12月8日。

76 『人民日報』2023年2月17日。

77 『読売新聞』2022年11月28日および同月29日。

78 『読売新聞』2022年11月30日。

第6章

SARSと新型コロナウイルス感染症を経て変化する中国外交

飯田 将史

はじめに

中国共産党の習近平総書記（国家主席、中央軍事委員会主席）は、２０２０年９月８日に開催された「全国新型コロナウイルス感染症対策表彰式」で演説し、「我々は新型コロナウイルス感染症との戦いにおいて重大な戦略的成果を収め、人類の疾病との闘争史において英雄的な壮挙を創り出した」と述べ、同年１月に発生した新型コロナウイルスの感染拡大という深刻な危機への対応における勝利を宣言した。[1] この危機に直面した習近平指導部は、感染爆発が発生した武漢のロックダウンに始まり、患者の治療に必要な医療関係者や医療物資の動員、臨時医療施設の建設、全国的な感染防止措置の実行など、感染拡大の封じ込めに向けた様々な対応に追われた。また、感染防止のために操業を停止した工場の再開や、小売店の営業再開、停滞した需要を喚起するための経済政策など、実に多様な国内政策の策定と実行に忙殺されたのである。

同時に新型コロナウイルスの感染拡大は、習近平指導部に外交面における対応も迫った。感染拡大の初期における世界保健機構（ＷＨＯ）との調整に始まり、事態が世界的なパンデミックへ拡大すると、感染対策に向けた国際的な協調の推進が課題となった。また、ウイルスの世界への拡散を防止できなかった中国に対する国際的な批判への対応にも追われたのである。グローバル化が進展する今日において、ウイルスは国境をいとも簡単に越境するため、一国における感染症の拡大は、外交面での課題をその国に不可避的にもたらすのである。

国内における感染症の拡大によって、中国政府が外交的対応を迫られた事例は、今回が初めてではない。２００３年に広東省で発生したＳＡＲＳ（重症急性呼吸器症候群）は、中国の各地に拡大しただけでなく、アジアを中心とした各国へも伝播し、当時の胡錦濤指導部は難しい外交的対応を余儀なくされた。このように二つの異なる時点において、感染症の拡大という危機に対応した外交の展開を中国政府が余儀なくされた事例は、現在の中国外交の特質を理解するうえで貴重な視座を提供してくれよう。すなわち、似通った危機に直面した胡錦濤指導部と習近平指導部が展開した外交政策を比較することによって、17年の間でどのような変化が生じたのか、共通している特徴は何か、胡錦濤指導部が直面した問題を習近平指導部は克服できたか否か、といった点について分析を行うことが可能であり、それによって習近平指導部の外交の特徴を導き出すことが期待できるのである。

そこで本章では、ＳＡＲＳの感染拡大を受けた胡錦濤指導部が、外交面でどのような問題に直面し、いかなる外交政策を展開したのかを概観し、当時の外交における課題をまず指摘する。次に、新型コロナウイルス感染症（ＣＯＶＩＤ‐19）をめぐる習近平指導部の外交政策を、ＳＡＲＳをめぐる外交政策と対照させる形で確認する。最後に、ＳＡＲＳをめぐる外交と新型コロナウイルス感染症をめぐる外交を比較することで、両者における変化を明らかにするとともに、その要因についての分析を試みる。こうした作業を通じて、習近平指導部による外交の特徴について検討していきたい。

Ⅰ　SARSをめぐる胡錦濤指導部の外交

1．大幅に遅れた対応策の決定

２００２年11月16日に、中国広東省の仏山市で最初の患者が発生したとされるＳＡＲＳは、広東省から北京市など中国各地へ感染が広がるとともに、香港などを通じて世界各地へ拡散した。感染は世界32の国と地域に及び、感染者は８０９６人、死者が７７４人、中国本土では感染者が５３２７人、死者は３４９人に達した。[2]このようにＳＡＲＳは中国のみならず世界にも大きな被害をもたらしたのであるが、その重要な要因の一つとして、国内でのＳＡＲＳ拡大に対する胡錦濤指導部の対応策の決定が遅れたことが指摘できよう。

仏山市で最初の患者が発生したのち、ＳＡＲＳの感染は広東省のいくつかの都市へと拡大していた。その時点では原因不明の肺炎として「非典型肺炎（非典）」と呼ばれた感染症について、中央政府は少なくとも２００３年1月半ばにはその発生を把握していた。衛生部は1月20日に広東省政府から「非典」の発生について報告を受け、調査チームを現地に派遣している。その後2月11日に、広東省の衛生当局は「非典」の患者が前年11月16日に発生し、これまでに３０５人が感染し、うち５人が死亡したことを発表した。[3]しかし胡錦濤指導部は、ＳＡＲＳの封じ込めに向けた抜本的な対応策を早急に打ち出すことはなかった。

その後、2月下旬から3月にかけてＳＡＲＳの感染が中国の国内外に拡大していることが次第に明らかになった。ＷＨＯは調査チームを中国に派遣し、３月15日にはこの感染症をＳＡＲＳと命名した。国内外のメディアによるＳＡＲＳに関する報道も増大した。中国政府が対応への動きを見せたのはようやく4月に入ってからだった。４月２日、温家宝総理は国務院常務会議を主宰し、張文康衛生部長をトップとする「非典型肺炎防治工作領導小組」を設立した。[4] ４月13日には、呉儀副総理が主宰する「全国非典型肺炎防治工作会議」が開催され、ＳＡＲＳを法定伝染病に指定することや、感染状況を毎日公表することなどが決められた。[5]

胡錦濤を総書記とする共産党中央が、ＳＡＲＳへの対策に本格的に乗り出すことを決定したのは、４月17日に開催された政治局常務委員会会議であった。胡錦濤が主宰したこの会議は、ＳＡＲＳ対策の「極端な重要性」を認め、「果断な措置をとってウイルスの蔓延を防止すること」を急務とし、「国際および地域協力を強化し、予防と治療の経験を交流させて、感染防止と治療の効果を高めること」を要求した。[6] ４月20日には衛生部が記者会見を行い、実際の感染者と死者数がそれまでの発表よりも大幅に多い事実を公表し、衛生部の能力不足に関する反省を示すとともに、ＷＨＯをはじめとした国際社会との協力を進める方針を明らかにした。[7] また同日、衛生部長の張文康（党組書記）と北京市長の孟学農（市委副書記）の解任が発表された。[8]

このように胡錦濤指導部がＳＡＲＳへの本格的な対応策を決定するまでに、最初の患者が発見されてからおよそ5カ月、中央政府が感染の発生を確認してからおよそ3カ月も経過していた。このＳＡＲＳに対する対応の遅れが、胡錦濤指導部が外交面で厳しい状況に直面することにつながったのである。

2. 高まる国際的な対中批判

中国の広東省で発生したとみられるＳＡＲＳが、香港をはじめとして世界各地へ感染を拡大させる中で、中国政府がＳＡＲＳに関する情報の開示に消極的な姿勢を続け、感染の封じ込めに向けた本格的な対策を早急にとらなかったことは、中国に対する国際的な批判の高まりを招いた。とりわけ、感染症対策を含む「国際保健事業の指導的且つ調整的機関として行動すること」を任務とするＷＨＯは、中国政府の非協力的な態度に対する不満を強めていった。[9]

広東省における原因不明の肺炎に関する情報を得たＷＨＯは2月12日に、中国衛生部に対して情報の提供を要求した。衛生部が提供した情報に満足しなかったＷＨＯは、中国政府に対してＷＨＯの専門家チームによる現地調査を求め、2月23日にチームを北京に派遣した。ＷＨＯ側は広東省と福建省での調査を求めたが、中国側は北京における調査しか許可しなかった。その後、感染者が香港、ベトナム、シンガポール、カナダなどで確認されると、ＷＨＯは3月15日に、感染が国際航空便を介して拡大していることを公表するとともに、この感染症をＳＡＲＳと名付けた。3月23日には、ＷＨＯの専門家チームが再び北京を訪問し、正確な情報の提供と広東省での調査の許可を再度要求した。しかし衛生部は、4月1日から感染状況を毎日ＷＨＯに報告することには同意したが、専門家チームの広東での調査は認めなかった。

中国側による非協力的な態度に業を煮やしたＷＨＯは、中国政府に国際的な圧力を加える手段に打って出た。[10] 4月2日、ＷＨＯは香港と広東への不要不急の渡航の延期を勧める渡航延期勧告を発出したのである。この勧告を受けて、衛生部はようやくＷＨＯ専門家チームによる広東省での調査を許可した。またWHOの専門家チームは、北京におけるSARSの感染拡大に懸念を強め、衛生部と北京市政府に北京における感染に関する情報の提供を求めたが、十分な回答を得られなかった。そこで専門家チームは4月16日に北京で記者会見を開き、軍関係の病院が国家の医療システムから除外されているために、政府が発表している感染者に関する情報が信用できないと主張した。また、北京市が公表していた34人の感染者数に対して、実際の感染者数は２００人に上っている可能性があると指摘した。[11] その四日後の4月20日に、衛生部は記者会見で北京市の感染者数が３３９人、死者が18人、感染の疑いがある者が４０２人に上っている事実を公表するに至ったのである。[12]

また、北京の人民解放軍３０１病院の医師である蒋彦永が、軍病院で治療を受けたＳＡＲＳ患者に関する情報が隠蔽されている事実を米国の『ＴＩＭＥ』誌に告発[13]したことにより、中国政府による情報隠蔽に対する国際的な批判が高まった。とりわけ香港や台湾、東南アジア諸国のメディアでは、中国を批判し叱責する論調が高まった。[14] ＳＡＲＳへの対応をめぐる国際的な中国に対する不満の高まりは、中国の国際的なイメージに深刻なダメージを与え、「中国を隔離せよ」との主張さえ見られたのである。[15]

３．悪化した国際的評価の回復を目指す外交

ＳＡＲＳへの本格的な対策を打ち出すまでに時間がかかり、感染の国際的な拡大を招いただけでなく、重要な情報の隠蔽も明らかとなったことで厳しい国際的な批判に直面した胡錦濤指

導部にとって、中国に対する批判を緩和し、悪化した国際的な対中評価を回復することがSARSをめぐる外交政策の最大の課題となった。そのため胡錦濤指導部は、SARSへの対応における自らの過ちを認めて反省の意を示したり、SARS対策における国際的な協力を推進するなど、低姿勢の外交を展開した。

4月20日に国内外のメディアを集めて開催した記者会見において、衛生部の高強副部長は、「突発的な公共衛生事件への対応における衛生部の準備は不足しており、感染防止システムは薄弱であり」、「SARSの感染が発生したのちの衛生部の指導力が不足していた」と反省の弁を述べた。また、情報と統計、監視と測定結果の報告、追跡調査などの面で関連部門の対応が不健全であり、「感染に関する統計にかなりの漏れがあり、感染データが正確に報告されなかった」として、「こうした問題について、経験と教訓を真剣に総括し、しっかりと改善しなくてはならない」と指摘した。そして、対立を深めていたWHOに関しても、「(WHOの)専門家による一連の提言は、我々の仕事の改善に大きな役割を果たしている」と評価したうえで、「我々はWHOとの協力を更に強化していく」と表明したのである。[16]

また、解任された孟学農に代わって北京市の代理市長についた王岐山は、WHOのヘンク・ベケダム(Henk Bekedam)中国事務所代表との共同記者会見において、「我々はWHOとの全方位の協力をとても率直に望んでいる」としたうえで、感染経路の遮断方法や、国際的に通用している伝染病の治療や感染防止の標準などについて、「WHOの専門家による提案を切実に希望する」と述べた。さらに王岐山は、「WHOとの情報の共有を実現し、WHOを通じて情報公開の透明性と有効性を強化したい」との希望も表明し、[17] ＳＡＲＳをめぐって高まっていた中国に対する批判に配慮する姿勢を強調したのである。

胡錦濤指導部は、ＳＡＲＳの感染が拡大して中国に対する不満が高まっていた東南アジア諸国に対しても低姿勢の外交を展開した。４月29日、ＳＡＲＳへの対応策を協議するためにバンコクで開催された、東南アジア諸国連合（ＡＳＥＡＮ）と中国の特別首脳会議に温家宝総理が出席した。温家宝は演説で、「突如としてやってきた感染の災害に対して、我々の予防と防止に関する経験は欠乏しており、対応メカニズムは不健全であり、一部の地方と部門の工作は力不足だった」と述べ、中国の対応に問題があったことを認めるとともに、「感染は依然として完全にコントロールされておらず、なお多くの地域に拡散する趨勢にある」と指摘し、国内におけるＳＡＲＳの感染状況が厳しいことを率直に認めた。そのうえで温家宝は、国際社会が中国の努力に対して示した支持や理解、協力姿勢などを歓迎するとともに、「国際社会との協力を密接に行い、国外の経験に学ぶことを重視する」と表明した。ＡＳＥＡＮ諸国との協力に関しては、１０００万元の資金を拠出してＡＳＥＡＮとの協力を進めるための基金を創設することや、ＡＳＥＡＮと中国の衛生担当大臣会議を早急に設立する方針を表明し、「共同でＳＡＲＳに対抗することによって、我々の友誼と協力を更に強化することができる」と主張した。そして温家宝は、中国がＡＳＥＡＮの基本文書とされる「東南アジア友好協力条約」に署名することを決定したと発表したのである。[18]

4．WHOをめぐる台湾との攻防

SARSへの対応に追われる胡錦濤指導部の外交にとって、台湾によるWHOとの関係の強化に向けた動きに対抗することも重要な課題となった。自らを中国における唯一の合法的な政権であるとし、台湾を中国の一つの省とみなす「一つの中国原則」を掲げる中国共産党政権は、国連をはじめとした主権国家によって構成される様々な国際機関から台湾を排除してきた。これに対して民主化が定着したのちの台湾は、国際社会における台湾への認知の向上と活動空間の拡大を目指して、国際機関との関係強化や加盟を目指した外交を展開してきた。関係強化を目指す国際機関の一つがWHOであり、台湾は毎年5月に開催されるWHO総会（WHA）へのオブザーバーとしての参加を求めて、国交を有する国々などへの働きかけを1997年から続けてきたのである。

こうした台湾側の動きに対して、中国は「一つの中国原則」を順守するよう加盟国に要請することで、台湾によるWHOへの加盟やWHAへの参加が公式に議論されることを阻止してきた。ところがSARSの発生は、WHOをめぐる台湾との攻防に関して、中国側に懸念すべき状況をもたらした。台湾でもSARSの感染が拡大し、死者も発生する中で、国際的な感染症の予防と対策を強化するために、台湾のWHOへの関与を強化すべきという主張が台湾からなされたのである。こうした主張は中国側から見れば、台湾側がSARSを利用してWHOとの関係強化を図るとともに、中国が台湾のSARS対策を妨害していると強調することで、中国に対する台湾民衆の敵意を煽る行為と映ったといえよう。[19]胡錦濤指導部としては、台湾による

WHOとの関係強化を阻止するとともに、台湾のSARS対処に中国が協力している姿を強調することが外交的な課題となったのである。[20]

胡錦濤指導部は、台湾のSARS対策に中国が協力的であるとアピールすることを目指して、「SARSの予防とコントロールに関する海峡両岸学術検討会」を4月23日に開催した。中国はこの会議にベケダムWHO中国事務所長を招待し、WHOが台湾を中国の一つの省とみなす立場を維持していることや、WHOが提供するSARS対策に関する情報に台湾が十分にアクセスできているとの発言を引き出した。[21]

5月19日にジュネーブで開幕したWHAに、胡錦濤指導部は衛生部長を兼務している呉儀副総理を代表として派遣した。呉儀はWHAの総務委員会において、台湾をオブザーバーとしてWHAに参加させる議案について、「中国政府の原則的な立場を説明し、断固として反対」し、「その根本的な目的は衛生事業を発展させることではなく、国際的に『二つの中国』と『一中一台』を作り出すことにある」と強く批判した。同時に呉儀は、SARSへの対応に関して中国側が台湾側に疫学的な情報や対応政策などに関して通知していることや、台湾の専門家を中国に招いて調査させていること、「海峡両岸学術検討会」などを通じて協力を深めていることなどを指摘して、「WHOに加入していないために台湾がSARS対策において悪影響を受けているとする台湾と少数の国家による主張は完全に事実に反している」と強調したのである。[22] 結局、台湾をオブザーバーとしてWHAに参加させる議案は、従来通り正式な議題には取り上げられなかった。

Ⅱ　新型コロナウイルス感染症をめぐる習近平指導部の外交

1．比較的早期に下された対応策の決定

２０１９年12月に湖北省の武漢市で最初の患者が発生したとされる新型コロナウイルス感染症は、武漢市での大規模な感染爆発を引き起こすとともに、中国各地へと感染を拡大させた。さらに感染はヨーロッパ、アメリカ、アジアなどへと拡大し、ＷＨＯは２０２０年３月11日に「国際的に懸念される公衆衛生上の緊急事態（ＰＨＥＩＣ）」の発生を宣言した。同年５月31日の時点で中国での感染者は８万３０００人余り、死者は４６３４人に上り[23]、同年６月１日時点での世界の感染者は６８９万人余り、死者は43万２０００人余りに達していた[24]。その後もパンデミックは加速し、２０２２年10月の時点で６億人を超える感染者と６５０万人以上の死者を生む世界的な大惨事となっている。

武漢市で原因不明の肺炎患者が発生している事態について、中央政府は２０１９年末に把握していた。武漢市健康衛生委員会からウイルス性肺炎の症例の報告を受けた国家衛生健康委員会は、12月31日に専門家チームを武漢市に派遣して調査にあたらせた。翌２０２０年１月１日に、国家衛生健康委員会は「感染対応措置領導小組」を設立し、当面の感染防止策の策定や、ＷＨＯや関係諸国などへの情報提供を行った。習近平を核心とする共産党指導部は、１月７日までには武漢市におけるウイルス性肺炎の発生について認識していたと思われる。同日に開催

された中央政治局常務委員会会議において、習近平が「新型コロナウイルス肺炎の感染防止と抑制工作に関して要求した」とされている。[25] 1月13日に開催された国務院全体会議では、李克強総理が感染対策について指示を出したとされる。[26]

習近平指導部が、新型コロナウイルス感染症への本格的な対応に出ることを決定したのは、その1週間後の1月20日である。この日、習近平は武漢市における新型コロナウイルス感染症対策に全力を挙げるとともに、適切な情報の発信や国際協力の推進、世論工作、社会の安定維持などを求める「重要指示」を発した。[27] また同日、李克強総理は国務院常務会議を主宰し、新型コロナウイルス感染症を法定伝染病に指定するとともに、ウイルスの拡散防止対策の徹底や感染者の治療の強化、情報の公開、ＷＨＯや関係諸国、香港、マカオ、台湾との連絡と協力の強化などを指示した。[28] 1月22日には、武漢市をロックダウンする決定が習近平によって下され、翌日には実行された。1月25日には、習近平総書記により中央政治局常務委員会会議が開催され、ウイルスの国内外への拡散の防止や患者の治療に向けた人員や資源の動員などを指示した。また、同会議は中央政治局常務委員会の下に「感染対策工作領導小組」を設置し、湖北省など感染が拡大した地域への「指導組」の派遣を決定した。[29]

このように、習近平指導部が新型コロナウイルス感染症への本格的な対策に乗り出すまでには、最初の患者の発生から1カ月余り、国家衛生健康委員会がウイルス性肺炎の発生を認識してから3週間が経過していた。確かに、習近平指導部が1月7日に感染への対応を指示してから、1月20日に本格的な対応に乗り出すまでに2週間余りが経過しており、武漢市において新型コロナウイルス感染症の国内外への拡散を封じ込めることできなかったことから、中国政府の対応が遅すぎたとの批判は的を射ていよう。他方で、胡錦濤指導部がＳＡＲＳへの本格的な対応を決定するまでに要した時間に比較すれば、習近平指導部による新型コロナウイルス感染症への本格的な対応はかなり早く決定されたというべきであろう。

２．国際協力姿勢を強調する外交

胡錦濤指導部がＳＡＲＳへの対応決定に時間を要している間に、感染が国内外に拡大したために、中国はＷＨＯとの関係を悪化させ、国際社会からも強い批判を浴びることになり、ＳＡＲＳをめぐる中国外交は守勢に立たされてしまった。他方で、新型コロナウイルス感染症への本格的な対応を比較的早期に始動したことにより、国外への感染が拡大する以前から外交を展開することができた習近平指導部は、国際的な強い批判に当初は直面することはなく、新型コロナウイルス感染症対策における国際的な協力に積極的な姿勢をはじめから強くアピールすることが可能になった。

習近平指導部が武漢市のロックダウンに踏み出してから間もない1月28日に、ＷＨＯのテドロス・アダノム（Tedros Adhanom）事務局長が北京を訪問し、習近平国家主席と会談した。この会談で習近平主席は、「中国政府は常に公開、透明、責任ある態度で遅滞なく国内外に感染情報を発表しており、各方面の関心に積極的に応え、国際社会との協力を強化している」と指摘し、正確な情報の公開を含めて、中国が国際社会との協力を積極的に進めている姿勢を強調した。また、「中国はＷＨＯとの協力を極めて重視している。ＷＨＯが今回の感染の予防と抑制工作に参加することを歓迎し、ＷＨＯの専門家はすでに武漢で現地調査を行っている」と述べ、ＷＨＯとの協力に努める指導部の方針を示した。これに対してテドロス事務局長は、中国が短期間で病原体を解明し、ウイルスの遺伝子配列をＷＨＯや各国と共有したことに触れ、こうした措置が「中国の人民を守るだけでなく、世界の人民をも守っている」とし、謝意を表明した。また、テドロス事務局長は「中国の行動の速度の速さと規模の大きさはまれにみるものであり」、「中国の速度、中国の規模、中国の能率」は「中国の制度的な優勢であり、諸外国が参考にすべきものだ」と評価したとされる。[30] ＷＨＯとの関係改善が課題となったＳＡＲＳをめぐる胡錦濤指導部の対応と比較すれば、ＷＨＯとの協力を主動的に推進するだけでなく、中国に対する国際的な評価の向上に利用しようとする習近平指導部の積極的な外交姿勢が顕著である。

新型コロナウイルス感染症をめぐる習近平指導部のＡＳＥＡＮに対する外交姿勢も、ＳＡＲＳをめぐる胡錦濤指導部と比べて大きく変化していた。国務委員兼外交部長の王毅は2月20日、ラオスのビエンチャンで開催された中国ＡＳＥＡＮ新型コロナウイルス感染症問題特別外相会議に出席した。会議で発言した王毅部長は、新型コロナウイルス感染症への対策において中国が大きな自信を有していることを強調した。王毅は中国がウイルスを有効に封じ込める措置をとり、素早く患者を全力で治療することによって、「グローバルな感染の防止と抑止のために時間を稼ぎ、責任を負う大国としての役割を担った」と主張した。また、中国には「昔とは比べ物にならない総合的な国力があり、早期かつ徹底的に感染に打ち勝つだけの完全な能力を有している」と強調した。ＡＳＥＡＮとの協力に関しては、ウイルスの蔓延を予防するための協力を推進するとともに、「これを契機として、地域の公共衛生ガバナンス能力を強化し、地域とグローバルな公共衛生事業に新たな貢献を為すべきである」と主張した[31]。中国に対する不満を緩和するために、中国の対応の至らなさを認めたり、外国の経験に学ぶ姿勢を示した２００３年の温家宝総理と異なり、王毅部長はＡＳＥＡＮ諸国に対して新型コロナウイルス感染症対策における中国の貢献を強調し、その克服に対する自信を示しただけでなく、今回の危機をチャンスとしてＡＳＥＡＮとの関係をさらに強化することをも視野に入れた積極的な外交政策を展開したのである。

新型コロナウイルス感染症対策をめぐって国際的な協力を推進する習近平指導部の方針は、感染が拡大している各国に対して感染予防や患者の治療に必要な物資や医療器具を支援する、いわゆる「マスク外交」として具現化された。パンデミックに伴うグローバルなサプライチェーンの混乱などによって、新型コロナウイルス感染症対策に必要な医療物資の不足に直面した国々に対して、中国は有償もしくは無償での医療物資の提供を推進した。３月１日から５月31日までに、米国や欧州諸国に加えてアジアやアフリカなどの２００に達する国や地域に対してマスク７００億枚余り、防護服３億４０００万着、ゴーグル１億個余り、人工呼吸器10万台弱などの医療物資を輸出した。また中国は5月31日までに、27か国に対して医療専門家チームを派遣し、現地の新型コロナウイルスの感染予防や患者の治療などを支援した[32]。こうした「マスク外交」には人民解放軍も関与している。人民解放軍は各国の軍隊に対して、医療物資を輸送して提供したり、医療人員を派遣して新型コロナウイルス感染症対策を支援するなどした。４月24日には、パキスタン、ミャンマー、ラオスの軍隊に対して、検査薬や防護服などの医療物資をY－20等の輸送機を用いて空輸するとともに、専門家も派遣している。[33] 人民解放軍は３月13日から６月19日までの間に、医療物資を搭載した軍用機を46か国に派遣した。[34]

さらに習近平指導部は、感染症の対策に向けた国際社会での協力の推進においてリーダーシップを発揮する意欲も示した。５月18日にオンラインで開催された第73回ＷＨＡには、習近平国家主席が参加し、開幕式で演説を行った。演説において習近平主席は、新型コロナウイルス感染症対策に関する国際的協力におけるＷＨＯの役割を高く評価し、ＷＨＯへの支援を国際社会に呼びかけた。また、発展途上諸国、とりわけアフリカにおける感染対策の重要性を指摘し、２年間で20億ドルの支援を提供し、アフリカ疾病コントロールセンターの設立などを通じてアフリカ諸国の疾病対策能力の向上を図る方針を明らかにした。そのうえで、中国が提起してきた「人類運命共同体」の重要性を指摘しつつ、公共衛生面での国際協力を進めるために「人類衛生健康共同体」を共に構築することを提案したのである。[35]

３．対立も辞さない強硬な外交姿勢

新型コロナウイルス感染症をめぐって習近平指導部が展開した外交は、ＷＨＯとの協力の推進や発展途上諸国などへの支援の提供、国際的な協力におけるイニシアティブの発揮といった協調的な性質のものだけではなかった。パンデミックの拡大に伴って、多くの国で新型コロナによる被害が増大する中で、武漢市における感染拡大を初期の時点で封じ込めることに失敗しただけでなく、ウイルスの起源を探る情報の提供や国際的な調査の実施を拒否し続ける中国政府に対する批判が高まった。こうした批判に対して、中国の外交官が外交儀礼を逸した発言などで反論したり、中国を批判する国に対して経済的な圧力をかけたりするなど、習近平指導部は「戦狼外交」とも呼ばれる対立的な外交姿勢も示したのである。

米国のトランプ政権は、新型コロナウイルスの起源に関する情報提供などに消極的な中国政府に対して不満を募らせた。マイク・ポンペオ（Mike Pompeo）国務長官は3月6日、米国のテレビ局であるＣＮＢＣによるインタビューにおいて、新型コロナウイルスに関する情報を中国政府から入手することが極めて困難であり、それが新型コロナウイルス感染症対策の妨げになっていると指摘した。また、中国側が初期段階で伝達した新型コロナウイルスに関する情報が不完全だったために、現時点で米国は一段と困難な状況に置かれていると主張し、「この原因は武漢コロナウイルスだということを忘れないでほしい」と発言した。[36]

この発言に関して中国外交部の耿爽報道官は3月9日の記者会見で、「米国の一部の政治屋が新型コロナウイルス感染症を使って中国と武漢に汚名を着せようとしており、我々はこうした卑劣なやり方を強く非難する」と指摘した。[37] さらに別の報道官である趙立堅は3月12日に、２０１９年10月に武漢市で開催された国際軍事オリンピックの際に、米軍兵士が新型コロナウイルスを中国に持ち込んだかもしれないとする主張を、何も根拠を示さずにＳＮＳに投稿した。さらに3月20日に趙立堅は、中国が毒物を輸出したという者は、中国製のマスクや防護服の使用をやめるべきだとも投稿したのである[38]。

新型コロナウイルス感染症に関連した中国による挑発的で対立的な外交は、米国以外の国にも向けられた。中国に対して新型コロナウイルスの発生源に関する国際調査の受け入れを要求したオーストラリアに対して、習近平指導部は経済的な圧力の行使に出たのである。４月下旬、オーストラリアのスコット・モリソン（Scott Morrison）首相は、新型コロナウイルス感染症が世界で甚大な被害を引き起こしていることを指摘したうえで、「この事態がどのように起こったのかについて独立した調査が行われることを世界が望んでいる」と述べ、同様の事態の再発を防止するために、中国に対して国際的な調査の受け入れを要求した[39]。またモリソン首相は、５月に開催されるＷＨＡにおいても、中国での国際的な調査の実施に向けて働きかけを行う方針も示した[40]。

こうしたモリソン首相の発言を受けて、中国はオーストラリアに対して経済的な圧力をかける手段に打って出た。駐オーストラリア中国大使の成競業は４月26日、『オーストラリアン・ファイナンシャル・レビュー』によるインタビューを受けた。このインタビューにおいて成競業大使は、モリソン首相による新型コロナウイルス発生源に関する独立調査の要求について、新型コロナウイルス感染症対策における自らの失敗の責任を中国に負わせようとする米国の企みに追従するものであり、「政治的な動機に基づいたものだ」と批判した。そのうえで成競業は、オーストラリアが中国に対して批判的な姿勢をとることによって、中国国民のオーストラリアに対する感情が悪化すれば、中国からオーストラリアへ向かう留学生や観光客の減少や、オーストラリアから輸入しているワインや牛肉の減少につながる可能性を示唆したのである[41]。その後、中国政府はオーストラリアからの牛肉の輸入を制限し、オーストラリア産の小麦に対して課税を強化し、オーストラリアを訪問しないよう中国国民に要求した。習近平指導部はオーストラリアに対して「経済的強要（economic coercion）」を実行したのである[42]。

4．台湾をめぐる軋轢の拡大

ＳＡＲＳをめぐる胡錦濤指導部と同様に、新型コロナウイルス感染症をめぐる習近平指導部にとっても、ＷＨＯへの関与の強化を目指す台湾の動きに反対し、台湾のＷＨＡへの参加を阻止することが外交上の課題となった。中国は２００３年以降も台湾によるＷＨＡ参加を毎年阻止してきたが、中国との関係の強化を主張する国民党の馬英九政権が２００８年に台湾で成立すると、翌２００９年から「中華台北（Chinese Taipei）」の名義の下で台湾にオブザーバーとしてＷＨＡに参加することを容認していた。しかし、「一つの中国」に関する国民党と共産党の間の「92年コンセンサス」を認めない民進党の蔡英文が２０１６年に総統に就任すると、翌２０１７年から中国は再び台湾のＷＨＡへの参加を阻止するようになった。他方で蔡英文政権は、ＷＨＡへのオブザーバー参加を求める外交を継続してきた。

新型コロナウイルス感染症によるパンデミックの発生は、ＷＨＯとの関係強化を目指す蔡英文政権にとって追い風となった。台湾によるＷＨＯへの関与の拡大や、オブザーバーとしてのＷＨＡ参加に理解を示し、支持する動きが国際社会で拡大したのである。ドナルド・トランプ

（Donald Trump）大統領は3月に、国際組織へのオブザーバー参加などを支援することを政府に求める「台湾同盟国際保護強化イニシアティブ法案（ＴＡＩＰＥＩ法案）」に署名して成立させた。これを受けてポンペオ国務長官は、台湾がＷＨＯで「適切な役割を果たせるように最善を尽くす」と述べ、台湾のＷＨＡへのオブザーバー参加を支持することも明言した。[43] また米国は日本、オーストラリア、イギリス、カナダ、フランス、ドイツ、ニュージーランドと共に、台湾によるＷＨＡへのオブザーバー参加を認めるようにテドロス事務局長に対して書簡を送った。[44] こうした状況を受けて、２０２０年５月のＷＨＡでは台湾と外交関係を有する14か国に加えて、米国、日本、イギリス、カナダ、フランス、ドイツ、チェコが台湾のＷＨＯへの関与の強化を求める立場を表明したのである。[45]

台湾によるＷＨＡへのオブザーバー参加を求める動きに対して、習近平指導部は厳しい対抗姿勢を示した。トランプ大統領が「ＴＡＩＰＥＩ法」を成立させたことに対して外交部の耿爽報道官は、台湾は中国の「核心的利益」に関わるものだと主張したうえで、米国が過ちを正してこの法律の実施を止めなければ、「必ず中国による断固とした反撃にあうだろう」と威嚇した。[46] ＷＨＡの開幕を前にして外交部の趙立堅報道官は、台湾によるＷＨＡ参加に向けた動きについて「感染を利用して独立を謀るもの（以疫謀独）」だと非難するとともに、台湾の主張を支持した国の目的は「衛生問題の政治化」であると強く批判した。[47] さらに台湾をめぐる習近平指導部の対立的な外交は、米国などと共に台湾のＷＨＯへの関与強化を主張したチェコに向けられた。8月末にチェコのミロス・ビストルチル（Milos Vystrcil）国会議長が台湾を訪問すると、王毅外交部長が記者会見を行い、ビストルチル議長による台湾訪問は「一つの中国原則」に対する挑戦であり、中国はこれを座視せず、「重大な代償を支払わせる」と威嚇したのである。[48]

Ⅲ　新型コロナウイルス感染症をめぐる中国外交の特徴とその背景

1．政策決定までの時間の短縮

習近平指導部による新型コロナウイルス感染症をめぐる外交の特徴の一つは、胡錦濤指導部によるSARSをめぐる外交に比較して、政策決定までにかかった時間がかなり短縮されたことである。この違いが生まれた背景には、危機に直面した時点での胡錦濤指導部と習近平指導部の権力基盤の強さの差があるといえよう。SARSが問題化した2003年初めの時点で、胡錦濤指導部はまだ権力の移行期にあった。2002年11月の中国共産党第16回全国代表大会（16回党大会）で総書記に選出され、胡錦濤がトップを担い始めてからわずか数か月しか経っていなかった。しかも前任者である江沢民は中央軍事委員会主席の座に就いたままであり、国家主席のポストについても2003年3月の第10期全国人民代表大会（全人代）第1回会議まで、江沢民がその地位にあった。温家宝も国務院総理に就任するまで、この会議を待たなければならなかった。権力基盤が固まっていなかった胡錦濤指導部が、江沢民の主治医であった張文康や、江沢民の指導下にある軍の抵抗を乗り越えるのは、簡単ではなかっただろう。[49]

他方で新型コロナウイルス感染症が問題化した2020年初めの時点で、習近平指導部の権力基盤は極めて強固であった。習近平が総書記に選出された２０１２年11月の第18回党大会から、すでに8年余りが経過していた。習近平は当初から中央軍事委員会主席の地位を胡錦濤から継承しており、総書記就任後は党内で反腐敗闘争を推進するなど権力基盤の強化を図り、２０１６年10月の第６回中央委員会全体会議（６中全会）で党の「核心」としての地位を確立していた。２０１７年10月の第17回党大会では、「毛沢東思想」や「鄧小平理論」などと並んで、自らの名前が明記された「習近平の新時代の中国の特色ある社会主義思想」を党の行動指針として党規約に追加した。また、２０１５年末からは、国防と軍隊の改革を強力に推進しており、習近平の軍に対する掌握力はさらに強化されていた。

こうした強力な権力基盤が、新型コロナウイルスの感染拡大への対応策の決定と実施において有利に働いたといえるだろう。ウイルスが人から人へ感染している事実が判明したのは２０２０年1月19日の深夜とされるが[50]、翌日の20日には、北京を離れて雲南省を視察していた習近平が対策に関する「重要指示」を行った。また習近平は22日に、行動の制限や経済停滞などにより住民の不満を招きかねない武漢のロックダウンを決断した。さらに24日には、習近平の「重要指示」と中央軍事委員会の要求により、軍の医療人員や物資の武漢への動員が始まった[51]。その後、習近平指導部は対外的な医療支援などにおいて、軍を外交面でも活用した。強固な権力基盤を背景にして、習近平は躊躇なく重大な政策を決定し、軍を外交に活用することもできたのである。

2．主動的な外交の展開

中国に対して高まってしまった国際的な批判への対応に追われ、受動的な外交に終始した胡錦濤指導部とは異なり、パンデミックの克服に向けた国際協力を推進し、国際社会における中国に対する評価を向上させ、中国にとって有利な国際環境の整備に向けた能動的で主動的な外交を展開したことも、新型コロナウイルス感染症をめぐる習近平指導部の外交の特徴である。習近平指導部は新型コロナウイルス感染症への対応を本格化させた当初から、外交面での取り組みを重視する姿勢を示していた。習近平は1月20日の「重要指示」の中で、「国際協力を深化させる」よう指示を出していた。また同時に李克強総理も「WHOや関係諸国、香港、マカオ、台湾地区との意思疎通と協調をうまく行い、密接に協力して力を合わせ、感染の拡散と蔓延を断固として防止しなければならない」と指示したのである。[52] 世界に衝撃を与えた武漢市のロックダウン開始からわずか5日後の2020年1月28日に、WHOのテドロス事務局長を北京に招き、習近平国家主席との会談を実現させたことは、こうした外交方針を早くも具体化したものといえる。

習近平指導部が早い段階で新型コロナウイルス感染症対応における外交の重要性を打ち出した背景には、胡錦濤指導部によるSARSへの対応で国際社会から強い批判を浴びた教訓があったのかもしれない。2月3日に開催された政治局常務委員会会議において習近平は、「能動的になって、国際世論に対して効果的に影響を与える」必要性を指摘した。また習近平は、国際社会が中国における感染状況に高い関心を有していることから、「世界の懸念に主動的に応え、中国の感染との戦いをよく語らなければならない」と述べたうえで、ＷＨＯなどとの協調を図るなど、「感染の防止と抑制に関する外交工作を全面的にしっかりと行う」ことで、「国際社会の理解と支持を勝ち取らなければならない」と主張したのである。[53]

また、「国際社会の理解と支持を勝ち取る」ことにとどまらず、発展途上諸国を中心に感染対策に関する様々な支援を行ったり、感染症対策に関する国際的な協力の強化に向けた提案を行ったりするなど、中国にとって有利な国際環境の創出をも目指した積極的な政策を展開したことも、新型コロナウイルス感染症をめぐる習近平指導部の外交の特徴である。それを可能とした理由の一つは、増大した中国の国力である。２００３年に１兆６０００億ドル余りで、世界第６位だった中国の国内総生産（ＧＤＰ）は、２０２０年には14兆８０００億ドル余りで、世界第２位となっている。また、中国は様々な医療関連製品の一大生産拠点であり、新型コロナウイルス感染症の拡大を受けてマスクの生産を前年比で20倍に拡大できるような生産力を持っている。[54]人民解放軍も近代化を進展させており、２０１６年には新型の輸送機Ｙ－20の運用を始めるなど、輸送能力も着実に強化してきた。ＳＡＲＳが発生した２００３年から17年の間に大幅に増強した中国の総合的な国力が、習近平指導部による積極的な新型コロナウイルス感染症に関する外交を可能としたのである。

さらに、新型コロナウイルス感染症によるパンデミックが発生した時点で、習近平指導部がすでに独自の外交方針を確立し、その方針に沿って様々な政策が実行されていたことも、新型コロナウイルス感染症を契機とした積極的な外交の展開にとって有利に働いた。ＳＡＲＳに直面した胡錦濤指導部はまだ発足直後であり、指導部として外交方針についての検討は進んでいなかった。胡錦濤指導部はのちに「和諧世界の構築」を独自の外交理念として掲げ、国際的な協調を重視する「平和発展の道」を外交方針としたが、その外交方針が明確化したのは２００５年であり、党として公式に確立されたのは２００６年8月に開催された中央外事工作会議であった。[55]

他方で習近平指導部は、２０１４年11月の中央外事工作会議[56]や、15年10月の「グローバル・ガバナンス体系」に関する中央政治局集団学習[57]などを通じて、「人類運命共同体」と「新型国際関係」の構築を柱とする「中国の特色ある大国外交」を指導部の外交方針として確立していた。２０２０年1月に新型コロナウイルス感染症の危機に直面した時点で習近平指導部は、この外交方針に沿って「一帯一路」の推進などを通じて中国と発展途上諸国の関係を強化し、発展途上諸国の連携に依拠することによって、先進民主主義諸国が大きな発言力を有している既存の国際秩序の変革を目指す外交を展開していたのである。[58]習近平指導部が打ち出した「人類衛生健康共同体」の構築や、発展途上諸国を主要な対象として展開された感染対策支援である「マスク外交」などは、こうした外交方針に基づいたものであった。習近平指導部はすでに確立していた外交方針に沿って新型コロナウイルス感染症をめぐる外交を適時に決定して実行するだけでなく、外交上の戦略的な目標の実現に向けた機会とすることも視野に入れることが可能となったと思われる。[59]

おわりに

胡錦濤指導部によるＳＡＲＳをめぐる外交との比較において、習近平指導部による新型コロナウイルス感染症をめぐる外交の特徴は、政策決定までの時間が比較的短かったことと、政策の方向性がダメージのコントロールといった受動的なものにとどまらず、中国にとって有利な国際環境の構築に活用しようとする能動的で主動的なものだったことである。こうした積極的な外交を展開することができた主な要因としては、習近平指導部が強力な権力基盤を構築していたこと、大規模な医療物資の生産や海外への輸送などを支える十分な国力を備えていたこと、指導部としての外交方針がすでに定まっており、危機に対応した外交政策もそれに沿って検討できたことなどを挙げることができるだろう。

もちろん、こうした評価は胡錦濤指導部による外交との比較において指摘できることであり、新型コロナウイルス感染症をめぐる習近平指導部の外交政策の有効性の高さを必ずしも意味するものではない。実際、台湾をめぐっては胡錦濤指導部の時よりもＷＨＡへのオブザーバー参加を支持する国は増加しており、台湾に対する国際的な関心も高まった。積極的に展開した「マスク外交」に関しても、東南アジアでは支援受け入れ国における中国に対する評価の向上にはつながっていないとの指摘もある。[60] また、とりわけ西側諸国において、新型コロナウイルス感染症への対応をめぐる習近平主席への懐疑的な見方が広がってもいる。[61] しかしながら、胡錦濤指導部と比べて習近平指導部が感染症をめぐって積極的な外交を展開できたことは事実であり、その要因を注意深く観察することが、今後の中国外交を分析するうえで重要であるといえるだろう。

【注】

1 「在全国抗撃新冠肺炎疫情表彰大会上講話」『人民日報』2020年9月9日。
2 重松美加・岡部信彦「SARS（重症急性呼吸器症候群）とは」国立感染症研究所感染症発生動向調査（IDWR）2005年第6号〈https://www.niid.go.jp/niid/ja/kansennohanashi/414-SARS-intro.html〉。
3 「疾病防治」中国政府網、2005年7月26日〈http://www.gov.cn/test/2005-07/28/content_18050.htm〉。
4 「温家宝主持招開国務院常務会議」『人民日報』2003年4月3日。
5 「温家宝在全国非典型肺炎防治工作会議上強調統一思想加強領導落実責任切実非典型肺炎防治工作」『人民日報』2003年4月14日。
6 「中共中央政治局常務委員会招開会議研究進一歩加強非典型肺炎防治工作」『人民日報』2003年4月18日。
7 「国務院新聞弁公室挙行新聞発布会」『人民日報』2003年4月21日。
8 「中共中央対衛生部北京市海南省主要負責同志職務作出調整」『人民日報』2003年4月21日。
9 「世界保健機関憲章」外務省ホームページ〈https://www.mofa.go.jp/mofaj/files/000026609.pdf〉。
10 Christian Kreuder-Sonnen, "China vs the WHO: A Behavioural Norm Conflict in the SARS Crisis," *International Affairs*, Vol. 95, No.3(2019), pp. 535-536.
11 World Health Organization, SARS: *How a World Epidemic Was Stopped*, World Health Organization, 2006, p.80.
12 「国務院新聞弁公室挙行新聞発布会」『人民日報』2003年4月21日。
13 Suzan Jake, "Beijing's SARS Attack," *TIME*, April 8, 2003.
14 羅艶華「試論〝全球衛生外交〟対中国的影響与挑戦」『国際政治研究』2011年第2期、50頁。
15 橡子「非典風雨洗滌政府思維」『南風窗』2003年5月上期、13頁。

16 「国務院新聞弁公室挙行新聞発布会」『人民日報』２００３年４月21日。

17 「北京希望与世界衛生組織展開全方位合作」『人民日報』２００３年４月28日。

18 「温家宝総理在中国―東盟領導人関於非典特別会議上的講話」『人民日報』２００３年４月30日。

19 修春萍「台湾当局在国際上做了些什么」『両岸関係』２００３年７月、15頁。

20 羅艶華「試論〝全球衛生外交〟対中国的影響与挑戦」『国際政治研究』２０１１年第２期、60頁。

21 「世衛組織在台湾問題上的立場一直是明確的」『人民日報』２００３年４月24日。

22 「第五十六届世界衛生大会開幕呉儀出席并講話」『人民日報』２００３年５月20日。

23 「《抗撃新冠肺炎疫情的中国行動》白皮書」新華網、２０２０年６月７日〈http://www.xinhuanet.com/politics/2020-06/07/c_1126083364.htm〉。

24 WHO Coronavirus (COVID-19) Dashboard, https://covid19.who.int/.

25 習近平「在中央政治局常務委員会会議研究対新型冠状病毒肺炎疫情工作時的講話」求是、２０２０年第４期〈http://www.qstheory.cn/dukan/qs/2020-02/15/c_1125572832.htm〉。

26 「《抗撃新冠肺炎疫情的中国行動》白皮書」。但し、国務院が公表している会議内容のリリースでは、「公共衛生工作をよく行うように」との指示しか記されていない（「李克強主持招開国務院全体会議討論《政府工作報告（征求意見稿）》」中国政府網、２０２０年１月14日〈http://www.gov.cn/guowuyuan/2020-01/14/content_5469057.htm〉）。

27 「習近平対新型冠状病毒感染的肺炎疫情作出重要指示強調要把人民群衆生命安全和身体健康放在第一位堅決遏制疫情蔓延勢頭」『人民日報』２０２０年１月21日。

28 「李克強主持国務院常務会議」『人民日報』２０２０年４月21日。

29 「中共中央常務委員会招開会議研究新型冠状病毒感染的肺炎疫情防控工作」『人民日報』２０２０年４月26日。

30 「習近平会見世界衛生組織総幹事譚徳塞」『人民日報』２０２０年１月29日。但し、ＷＨＯによる発表では、中国による措置が「世界の人民をも守っている」との発言や、「中国の制度的な優勢」についての発言は記載されていない（"WHO, China Leaders Discuss Next Steps in Battle against Coronavirus Outbreak," World Health Organization, January 28, 2020, https://www.who.int/news/item/28-01-2020-who-china-leaders-discuss-next-steps-in-battle-against-coronavirus-outbreak）。

31 「中国―東盟関於新冠肺炎問題特別外長会在万象挙行」中国外交部ホームページ、２０２０年２月20日〈https://www.mfa.gov.cn/web/gjhdq_676201/gjhdqzz_681964/lhg_682518/xgxw_682524/202002/t20200220_9385889.shtml〉。

32 「《抗撃新冠肺炎疫情的中国行動》白皮書」。

33 「我軍向巴基斯担緬甸老撾緊急抗疫物資援助并派遣専家組」『解放軍報』２０２０年４月25日。

34 Helena Regarda, "The PLA's Mask Diplomacy," China Global Security Tracker No. 7, August 3, 2020, https://merics.org/en/tracker/plas-mask-diplomacy.

35 「団結合作戦勝疫情共同構建人類衛生健康共同体」『人民日報』２０２０年５月19日。

36 Kevin Stankiewicz, "Secretary Mike Pompeo Accuses China of Setting Back Coronavirus Prevention Efforts," CNBC, March 6, 2020, https://www.cnbc.com/2020/03/06/secretary-of-state-mike-pompeo-says-china-not-forthcoming-initially-on-coronavirus-setting-prevention-efforts-back.html.

37 「２０２０年３月９日外交部発言人耿爽主持例行記者会見」中国外交部ホームページ、２０２０年３月９日〈https://www.mfa.gov.cn/fyrbt_673021/jzhsl_673025/202003/t20200309_5418700.shtml〉。

38 Zhiqun Zhu, "Interpreting China's 'Wolf-Warrior Diplomacy'," Pacific Forum, May 14, 2020, https://mailchi.mp/pacforum/pacnet-26-interpreting-chinas-wolf-warrior-diplomacy-1169830?e=500b66da38.

39 Phil Mercer,"Australia-China Tensions over Call for COVID-19 Probe," Voice of America, March 30, 2020, https://www.voanews.com/a/covid-19-pandemic_australia-china-tensions-over-call-global-covid-19-probe/6188464.html.

40 "Australia to Pursue Coronavirus Investigation at World Health Assembly," Reuters, April 23, 2020, https://www.cbc.ca/news/world/australia-who-coronavirus-pandemic-investigation-1.5542172.

41 "Transcript of Chinese Ambassador CHENG Jingye's Interview with Australian Financial Review Political Correspondent Andrew Tillett," Embassy of the People's Republic of China in the Commonwealth of Australia, April 27, 2020, http://au.china-embassy.gov.cn/eng/sghdxwfb_1/202004/t20200427_744830.htm.

42 "Australia Facing Economic Coercion from China: Treasurer," Reuters, December 17, 2021, https://www.

43 reuters.com/world/asia-pacific/australia-facing-economic-coercion-china-treasurer-2021-12-17/.

44 Nike Ching, "US Supports Taiwan's World Health Assembly Observer Status," Voice of America, March 30, 2020, https://www.voanews.com/a/science-health_coronavirus-outbreak_us-supports-taiwans-world-health-assembly-observer-status/6186663.html.

45 Colum Lynch, "China Launches Counterattack Against U.S. Effort to Restore Taiwan's Status at WHO," Foreign Policy, May 15, 2020, https://foreignpolicy.com/2020/05/15/china-taiwan-united-states-world-health-organization-observer/.

46 "Taiwan can Help, and Taiwan is Helping!" Ministry of Health and Welfare, March 11, 2022, https://covid19.mohw.gov.tw/en/cp-4789-53866-206.html.

47 「２０２０年３月27日外交部発言人耿爽主持例行記者会」中国外交部ホームページ、２０２０年３月27日〈https://www.mfa.gov.cn/fyrbt_673021/jzhsl_673025/202003/t20200327_5418770.shtml〉。

48 「２０２０年５月15日外交部発言人趙立堅主持例行記者会」中国外交部ホームページ、２０２０年３月27日〈https://www.mfa.gov.cn/fyrbt_673021/jzhsl_673025/202005/t20200515_5418923.shtml〉。

49 「王毅：挑戦―中原則将付出沉重代价」新華網、２０２０年８月31日〈http://world.people.com.cn/n1/2020/0831/c1002-31843491.html〉。

50 Joseph Fewsmith, "China's Response to SARS," China Leadership Monitor, No. 7, July 30, 2003, pp. 2-5, https://www.hoover.org/sites/default/files/uploads/documents/clm7_jf.pdf.

51 「《抗撃新冠肺炎疫情的中国行動》白皮書」。

52 「軍隊部署開展応対突発公共衛生事件聯防聯控工作」『解放軍報』２０２０年１月25日。

53 『人民日報』前掲記事、２０２０年１月21日。

54 習近平「在中央政治局常務委員会会議研究対新型冠状病毒肺炎疫情工作時的講話」。

55 「中国マスク生産、今年20倍へ」『日本経済新聞』２０２０年５月23日。

56 胡錦濤「国際形勢和外事工作」『胡錦濤文選（第二巻）』人民出版社、２０１６年、５０３-５１９頁。

57 「中央外事工作会議在京挙行」『人民日報』２０１４年11月30日。

57 「推動全球治理体制更加公正更加合理為我国発展和世界和平創造有利条件」『人民日報』２０１５年10月14日。

58 飯田将史「中国の対米政策——国際秩序の変革と核心的利益の確保を目指して」『国際安全保障』第50巻第２号（２０２２年９月）、20－37頁を参照。

59 「外交部：能否早日化危為機早日戦勝疫情取決於国際社会的共同努力」新華網、２０２０年６月５日〈http://www.xinhuanet.com/world/2020-06/05/c_1126080137.htm〉。

60 Hoang Thi Ha, "Southeast Asians' Declining Trust in China," *ISEAS Perspective*, Issue 2021, No. 15(February 18, 2021), https://www.iseas.edu.sg/wp-content/uploads/2021/02/ISEAS_Perspective_2021_15.pdf.

61 Laura Silver, Kat Devlin and Christine Huang, "Unfavorable Views of China Reach Historic Highs in Many Countries," Pew Research Center, October 6, 2020, https://www.pewresearch.org/global/2020/10/06/unfavorable-views-of-china-reach-historic-highs-in-many-countries/.

第7章

中豪関係の中のSARSと新型コロナウイルス感染症：中国の対豪政策における「アメ」から「ムチ」への転換とその要因

山﨑 周

はじめに

２０２０年から新型コロナウイルス感染症（ＣＯＶＩＤ－19）が世界規模へと拡大すると、戦狼外交と呼ばれる中国外交部（以下、外交部）の好戦的な言動が目立つようになった。その戦狼外交の中でも特に際立ったのが豪州に対する手厳しい姿勢である。戦狼外交の先導役とも言える外交部報道官の趙立堅は、２０２０年11月30日に自身のツイッター（旧Ｔｗｉｔｔｅｒ＝現Ｘ）上において、豪州軍の兵士がアフガニスタン人の児童をナイフによって殺害しようとしているかのような加工画像を掲載した。その日以降、この画像は趙立堅のツイッター上で固定されたツイートとして表示されるようになっただけではなく、豪州政府からの抗議を無視する形で掲載され続けたのであった。[1] 戦狼外交が象る通り、２０２０年以後のパンデミック禍の中国は豪州に対する強圧的な姿勢を誇示するようになったのである。

その一方、以下で論じる通り、ＳＡＲＳ（重症急性呼吸器症候群）の感染流行が生じた２００３年の中豪関係を振り返ると、当時の中国は経済や社会交流の分野で豪州と緊密な関係を築きながら、同国が長年にわたる同盟国である米国と距離を置くよう慎重に誘導する政策を執っていた。それにもかかわらず、２０２０年以後のパンデミック禍の中国は豪州に対して強硬な姿勢を貫くようになり、中豪関係が未曾有とも言える程に険悪化した結果、豪州のみならず、日本や米国などの諸国も中国に対する警戒心を高めた。その帰結は、中国にとっては本来望ましくないはずの米豪同盟や日米豪印から成る日米豪印戦略対話（ＱＵＡＤ）の連携強化にとどまらず、豪英米の新たな安全保障協力の枠組みＡＵＫＵＳの創設などの流れであり、かつ豪州は中国に対抗する態勢を強めるようになる。[2]

本章は、パンデミック禍の中国がいかなる要因から豪州に対して威圧的な態度を示すようになり、自らの地政学的な環境を悪化させるような事態を招くようになったのか、という疑問を解き明かすことを目的とする。特に、中国の国内外要因に着眼点を置きながら、米豪間に楔を打ち込もうとしてきたはずの中国の対豪政策が融和的な「アメ」から強硬な路線である「ムチ」に変わった原因を探る。[3]

本章の議論を要約すると、２００３年にＳＡＲＳ危機が起きた頃の中豪関係は良好であったが、２０２０年以降のパンデミック禍においては中国の姿勢が強硬化したこともあって両国関係は大幅に悪化した。その主因は、パンデミック禍の中国の対豪政策が国内要因によって形成されやすくなった事情にあると考えられる。また、中国政府が一体となって豪州に対して威圧的な言動を繰り返した経緯は、対豪政策の全体像が中国の最高指導部層で取り決められた可能性を暗示する。第3期目の習近平指導部は豪州との関係修復を模索し始めたが、米中対立やウクライナ戦争といった要因から、中豪関係が以前のような良好性を取り戻す見通しは立て難い。

本章は次の構成となる。第Ｉ節は、国家能力の上昇につれて、中国の対豪政策において「アメ」よりも「ムチ」が前面に出てきたことの概観である。第Ⅱ節では、ＳＡＲＳの流行が生じた２００３年を主とした時期の中豪関係を顧みる。第Ⅲ節においては、パンデミック禍の２０

20年以降の中豪関係を見ながら中国側の反応を記述する。第Ⅳ節は、中国が豪州に対して強硬な姿勢に徹した原因として国内外要因に焦点を当てつつ、対豪関係の政策決定過程に関する含意にも言及する。第Ⅴ節において、第3期目の習近平指導部の対豪姿勢の転換について述べる。結論部では、中豪関係の向後の展望を簡潔に描きたい。

Ⅰ　国家能力の上昇と中国の対豪政策：「アメ」から「ムチ」へ

大国としての興隆に伴って向上してきた強大な国家能力を背後に控えながら、中国は米国と対峙している。米国に対抗するため、中国は米国を中心とした同盟網の弱体化を図っており、軍事力や外交的な影響力、経済力、ソフト・パワー（soft power）を織り交ぜた国家能力をそのための手段として利用してきた。とりわけ、自らが所在する周辺の東アジアにおいて中国は米国とその同盟国との間に楔を打ち込もうとしており、米豪同盟もその例外ではない[4]。

米国の同盟網の弱体化を狙う上で、中国には「アメ」と「ムチ」の選択肢がある。以前の中国は、米国とその同盟国の関係を弱めるための政策として主に「アメ」を用いていた。即ち、相手国に対して、貿易や投資など経済面での協力を中心とした利益をもたらす「アメ」を提供することによって、当該国を自国側に引き付けるように仕向けながら、米国の同盟網の切り崩しを行おうとする傾向にあった。しかし、2010年代に入ると、軍事力による威圧や経済制裁、あるいは他国に対する手厳しい言動といった「ムチ」を使いながら、米国と同盟関係にある東アジア域内の国家に圧力を加えて、その政策を強引に変えようとする動きが見受けられるようになったのである。[5] 中国が「ムチ」を用いた結果、米国とその同盟国との関係が弱まり、後者が中国側に接近すればその政策は成功したと評価できよう。[6]

だが、米国と東アジアの同盟国を分断しようとする際の「ムチ」の使用は、中国側に副作用をもたらしかねない。その副作用とは、外交関係の後退に伴う相手国側の反発の強まりに加えて、当該国と米国との間で同盟関係がむしろより堅固になることである。中国が「ムチ」によって相手国を脅迫すると、当該国は中国に対して警戒心を高めるにとどまらず、自らの同盟国である米国に接近し、中国を牽制する姿勢をかえって強めるかもしれないという逆効果をもたらしうるのである。[7]

中国による「ムチ」の副作用の一例として、２０１６年以降の中韓関係がある。２０１６年に米韓両国の合意の下で終末段階高高度地域防衛システム（ＴＨＡＡＤ）の在韓米軍への配備が決まった後、中国は韓国に対する「ムチ」として事実上の経済制裁を科した。爾後、経済制裁を受けた側の韓国における対中世論が厳しさを増すなど両国関係にも大きな影響を与えた。[8] その上、２０２２年に発足した韓国の尹錫悦政権は中国側に一定の配慮を行いながらも、国防政策や米韓同盟の強化だけではなく、日韓及び日米韓の連携を図りながら中国を牽制する動きを見せている。[9]

中豪関係に関して言えば、以前の中国の対豪政策や米豪同盟の分断に向けた政策においては「アメ」が主流であった。２０１３年に中豪両国は戦略的パートナーシップを締結したが、その翌年には早速全面的な戦略的パートナーシップへと格上げされ、続けて2015年には自由貿易協定（FTA）が発効されるなど、両国関係は経済面での結び付きを軸としながら外交関係においても安定を保っていた。[10] だが、2017年頃から中豪関係が冷え込むようになると、[11] 豪州からの輸出品が中国の税関で差し止めになるなど、中国側が故意に豪州産の輸出産品の輸入を停止したと見られる事案が散見されるようになっていく。[12] 2018年4月には、中国の豪州大使である成競業が現地メディアとのインタビューの中で、中豪関係の悪化が続けば将来的に両国間での貿易に余波が及ぶかもしれないと述べつつ、豪州に経済的な圧力をかけるとも解釈できる言説を示したように、中国は豪州に対する「ムチ」の利用を仄めかすようになる。[13]

それに加えて、中豪間においては南シナ海問題をめぐる摩擦が生じてきた上、[14] 豪州近隣における人民解放軍の活動も同国側の懸念材料になっている。[15]

後に詳述する「ムチ」の面が鮮明になったパンデミック禍の中国の対豪政策は、むしろ豪州を米国に接近させる要因となっており、米豪同盟の結び付きが逆に強まった。加えて、豪州は日本やインドとの関係強化にも乗り出してQUADの枠組みの協力を加速させた他、2021年には豪州が英国及び米国とAUKUSを設立するに至った。豪州への強権的な対応のため、中国は自らを対外的に難しい立場に追いやることになったのである。[16]

次の第Ⅱ節と第Ⅲ節においては、それぞれ2003年と2020年以降の中豪関係を比較しながら、両国関係の様態が大きく変わったことを指摘したい。

Ⅱ　ＳＡＲＳ危機発生ならびに中豪関係の転換点としての２００３年

２００３年は中国の広東省から東アジアを中心とした地域へとＳＡＲＳの感染拡大が起きた年だけではなく、中豪関係にとっても特別な節目であった。

２００３年10月、豪州議会において米国のジョージ・Ｗ・ブッシュ（George W. Bush）大統領が演説を行ったその翌日に中国の胡錦濤国家主席も演説を行うという出来事があった。米国以外の国の首脳が豪州議会で演説を行ったのは胡錦濤が初めてであり、当時の豪州政府は、対中関係の重要性が将来的に高まることを見込んでこのような待遇を行ったのである[17]。また、この胡錦濤による訪豪の際には、エネルギー、教育、検疫、食品の安全、水利、衛生などの経済分野での協力に係る文書への署名もなされ[18]、以後両国間での経済関係が急速に深まっていく。

ＳＡＲＳに関しても、２００３年当時の中国は豪州側が自国の対応を称賛したと肯定的に喧伝していた。同年５月16日、豪州政府が中国に対して50万豪州ドル規模のＳＡＲＳ関連の医療支援を実施予定であることについて中国側での報道があった[19]。その２日後には、李肇星外交部長が豪州のマーク・ヴェイル（Mark Vaile）代理外務貿易大臣と電話会談を行った際、豪州から中国のＳＡＲＳへの取り組みを全力で支持するとの発言があったことに関する報道もなされた[20]。中国側の発表によれば、11月にジョン・ハワード（John Howard）首相が訪中して胡錦濤との首脳会談に臨んだ際、ハワードが中国政府によるＳＡＲＳの抑え込みの成功に対して世界から尊敬が集まっていると発言したという。[21] 豪州も含めた世界各国からの支援に触れながら清華大学の閻学通が中国と国際社会の関係が深まったと論じていたように、[22] 中国側は豪州が自国に協力的であると称えていたのであった。

その他にも、外交部が毎年刊行する2004年度の『中国外交』は、「中国政府は中豪関係を重視しており、高度な相互信頼、長期の友好、相互にウィンウィンな全面的な協力関係を築きたい」として、2003年に両国関係が良好に発展したと記している。また、同年の胡錦濤による訪豪によって中豪関係の発展が新たな段階に入ったともする。そして、SARS危機が続く期間、豪州政府は中国に支持表明と援助提供を行ったと言及している。[23] この2004年度版の『中国外交』の記述の通り、中国はSARSへの対応も含めた豪州との関係を高く評価していたのであった。

その後の2000年代の中豪関係は安定的に推移していくが、2008年には豪州に対する自国の影響力が増大したと中国側が捉えた出来事があった。同年2月、中国の楊潔篪外交部長が訪豪した際に初めて開かれた中豪戦略対話の共同記者会見の場において、ステファン・スミス（Stephen Smith）外相が豪州のQUADからの脱退を発表した。2007年に初めて開かれたQUADの実務者会合以降、中国側がQUADについて豪州に対して不満を伝えていたこともあり、このQUAD離脱をめぐる出来事は自国の豪州に対する影響力向上の帰趨であると中国側では受け止められたのである。[24]

今日においては、中国側の働きかけによって豪州がQUADから離脱する事態は想像し難い。だが、この2008年の出来事は、当時の中国による「アメ」を駆使した外交が豪州を日米印から離間させることに成功したとも言える程に効果的であったことを表す。しかしながら、２０２０年代になってからのパンデミック禍の中豪関係においては、外交的な摩擦が頻発するようになる。

Ⅲ　２０２０年以降の中豪関係の緊張化と中国側の反応

２０１７年頃から中国と豪州との間での角逐が目立ち始めるようになる。豪州議会への中国当局による内政干渉疑惑、華為技術（ＨＵＡＷＥＩ）や中興通訊（ＺＴＥ）の5Ｇ市場への参入禁止をめぐる豪州政府の政策、南太平洋地域における中国の動向、香港や新疆ウイグル自治区の人権問題、台湾及び南シナ海情勢が外交問題へと発展したこともあって、近年の中豪関係は頻繁に錯綜するようになった。また、米中間での戦略的競争が熾烈化するにしたがって、中国が硬軟双方の政策を交えつつ豪州を米国から取り込もうとする一方、米国も豪州との同盟強化によって中国を牽制しようとしている。[25]２０００年代後半から日本と豪州の間でも安全保障協力が進展してきたが、中国による強硬な姿勢が目立つようになったこともあって両国の対中脅威認識が高まる中、日豪間での連携はこれまで以上に加速している。[26]

２０２０年に入ってからの新型コロナウイルス感染症の拡大の煽りを受けて、中豪関係は１９７２年の国交樹立以来最悪の状況を迎えることになる。中国が豪州に対して激しく反発するようになったきっかけは、２０２０年４月にスコット・モリソン（Scott Morrison）首相が新型コロナウイルス感染症の発生源や中国当局の初期対応に関する独立調査の実施を求めたことである。中国側がそれに猛反発して以来、中豪間での非難の応酬に加えて、外交や経済面での軋轢も顕著になっていく。[27]

中国の豪州に対する不満は、主として三つの領域で示されることになった。一つ目は、中国の外交官や報道官から発せられる豪州に対する批判的な言説である。先述の趙立堅による豪州軍兵士の加工画像の件や外交部の報道官達が発する辛辣な発言にとどまらず、2020年11月に在豪中国大使館が豪州の複数のメディアに意図的に文書を漏洩し、14項目にわたる不満をモリソン政権に伝えたことも注目された。[28]

二つ目は、具体的な行動を伴う形での圧力である。2020年6月、モリソンは豪州に対する大規模かつ巧妙なサイバー攻撃が行われているという声明を発表し、その攻撃の背後に他国政府の関与があると論及した。[29] モリソンによる声明は特定の国名には触れていないが、主として中国を指していることは確かであると見られている。

同年8月には、豪州国籍のニュースキャスターであるチェン・レイ（成蕾）が中国で当局によって身柄を拘束され、2021年2月に正式に逮捕されるという事件が起きている。中国政府は、司法機関の調査によってチェンが非合法に国家機密を国外に提供した嫌疑が発覚したために逮捕されたと説明しているが、[30] この出来事も豪州に対する報復措置の一環であると考えられる。

三つ目は、中国による豪州への事実上の経済制裁である。モリソン政権が2020年4月に新型コロナウイルス感染症の独立調査を求めて以降、中国政府は豪州産の数々の輸入品に対する輸入制限や高関税賦課といった貿易制裁措置を相次いで実施した。中国側は貿易制裁であるとは明言しないものの、豪州からの石炭、大麦、牛肉、木材、ロブスター、農産品、ワインなどといった幅広い品目を対象とした事実上の経済的な報復措置を行ったのである。[31] その他、豪州で中国人や中華系住民が被害者となる事件が起きているとの理由などから、文化観光部[32]や教育部[33]が豪州への渡航中止や同国からの帰国を検討するよう自国民に警鐘を鳴らした。

２０２１年４月に豪州政府は、同国ヴィクトリア州が中国と締結した「一帯一路」構想に関する覚書を無効とする決定を下した。その直後の５月、中国の国家発展改革委員会は、２０１４年からそれまで３回開催されてきた中豪戦略経済対話を無期限にわたり停止すると発表したのであった。[34] 通商面での対立はその後も続き、６月に豪州政府が自国産のワインに対して中国側が不当に反ダンピング税を課したとして世界貿易機関（ＷＴＯ）への提訴を表明した。すると、中国の商務部は豪州が自国産の鉄道車輪などに課している関税は不当であるとしてＷＴＯに提訴した。[35]

中豪関係の急な冷却化にしたがって、豪州の対中世論にも大きな変化が生じるようになった。２０２１年６月に公表された豪州のローウィ研究所（Lowy Institute）による世論調査では、34％の回答者が中国は豪州の経済的な友好国であると回答した一方、63％の回答者は経済的な友好国ではなく安全保障上の脅威であると回答している。２０１８年の同じ世論調査と比較すると、当時は経済的な友好国であるという回答が82％を占め、反対に安全保障上の脅威と答えた割合は12％に過ぎなかったことからも判明した通り、豪州世論の中国への見方は非常に厳しくなったのである。[36]

２０２２年４月には、豪州から地理的に近いソロモン諸島と中国が安全保障協定を締結したことが明らかになるなど、南太平洋地域における中豪間での駆け引きが激しくなっており、豪州側の警戒心が高まった。[37]

5月21日に豪州において総選挙が行われ、与党の保守連合が敗退したためモリソンは首相の座を降りることになる。それでも、総選挙に勝利した労働党のアンソニー・アルバニージー（Anthony Albanese）が同月23日の首相就任の翌日に日本を訪れてＱＵＡＤ首脳会合に参加したように、[38]豪州が日米主導の中国に対抗するための取り組みへの参加を躊躇しなくなったことが明白になった。[39]

なお、アルバニージーの首相就任に際して中国側は李克強首相の名義で祝電を送った。[40]だが、その直後に王毅国務委員兼外交部長が南太平洋の7か国（及び東ティモール）を歴訪し、[41]それに競り合うかのようにして新任の豪州のペニー・ウォン（Penny Wong）外相もフィジーを皮切りに域内諸国への外遊を行い、[42]中豪間での同地域をめぐる競争が激化している構図が改めて浮き彫りとなったのである。[43]

経済制裁や戦狼外交といった２０２０年以降の「ムチ」を交えた中国による対豪政策を契機として、両国間での対立は先鋭化することになり、中国をめぐる国際環境は一段と複雑化したと言える。

Ⅳ　中国の対豪姿勢に関係する国内外要因：対豪政策決定過程への示唆

それでは、なぜパンデミック禍の中国は対豪政策において「アメ」から「ムチ」へとその比重を移すようになったのであろうか。本節においては、国外と国内要因に二分しながらその問いを考察した後、習近平指導部の対豪政策決定過程についての含意を示す。

１．国外要因：中国による経済制裁の特色

最初に、２０２１年度版の『中国外交』の対豪関係に関する記述は先に引用した２００４年度版とは対照的に極めて手厳しい論調となっているだけではなく、そこからは中国側が豪州を意識的に威圧したことが読み取れる。同書は、２０２０年に豪州が中国に対して執った一連の誤った言動のため、両国関係が困難な状態に陥り、各分野での交流や協力が一定の影響を受けたとしている。それにとどまらず、新型コロナウイルス感染症に関する独立調査、香港、新疆ウイグル自治区、台湾、南シナ海、人権等の問題に係る豪州側の言動に対して「中国側が断固とした闘争を行った」と記しているのである[44]。この記述は豪州への強い不満だけではなく、中国が数々の報復措置を意図的に行ったことを暗示する。

次に、中国が経済制裁を実施した狙いとして、豪州政府に対する自らの意思の強要があったのは確かであろう。中国の他国に対する経済制裁の特徴は、経済制裁であると公式には宣言しないが、実際には相手国を標的にして通商面での輸出ないしは輸入の停止といった実質的な報復措置を行うことである。そして、中国は相手国政府に不満を伝達しながら効果的な圧力を加えることを企図しつつも、自国の経済や国内政策への影響を最小限に抑えるため、大規模な制裁は控える。中豪関係の場合、中国政府は自国経済に大きな余波が及ばないように計算しなが

ら、対中依存度の高い豪州国内の特定の産業を狙い撃ちにしつつ、豪州政府から何らかの妥協や譲歩を引き出そうとしたと考えられる。[45]

例えば、輸入全体のうち約6割を占める豪州産の鉄鉱石を対象とした報復措置を実施することはなかった通り、中国が経済制裁による国内経済の損失を回避しようとしたことが分かる。[46]更には、豪州は中国にとって最大の液化天然ガス（LNG）の輸出相手国であり、近年は輸入のうち2割以上を占めてきた。2021年に中国は豪州からの石炭輸入を制裁措置の一部として停止した一方、[47]長期契約を結んでいることもあってLNGの輸入に関しては前年比で16％増加した。[48]中国が豪州からの鉄鉱石とLNGの輸入を停止しなかったのは、自国の産業やエネルギー安全保障に支障が出ないようにするためであったのであろう。

また、豪州に反発し始めた時期から直ぐの2020年6月には中国とインドの国境地帯で45年ぶりに死者が出る両軍の衝突があった。対中警戒心を高めたインドは中国に対して経済的な報復措置を行った一方、戦死者が出たにもかかわらず中国側は抑制的な対応に徹した。[49]本来であれば、中国が豪州以上にインドに対して強硬な反応を示しても不自然ではない。このような豪印両国への対応の相違の理由としては、中国がインドを一層刺激した場合の対外環境への余波や事態の更なる悪化を回避したかった一方、[50]豪州に圧力をかけたとしても戦略的に大きな影響はないと事前に打算していた可能性がある。[51]あるいは、自らを中級国家（middle power）と位置付ける豪州をインドよりも格下の国家として見下し、中国が強気な態度に出たこともありえる。[52]

そもそも、2020年以降の中国の豪州に対する強硬な政策は、「ムチ」を用いることによる米豪同盟の弱体化が目的ではなかったと言える。なぜならば、モリソン政権の新型コロナウイルス感染症に関する独立調査の要求に対する諸々の報復措置は、直接的に米豪同盟に関わっていた訳ではないからである。したがって、中国の豪州への圧力は米豪関係の分断ではなく、それ以外の目的に沿って実行されたと考えられる。

２．国内要因：パンデミック禍の中国の対外政策と習近平指導部

ここで着目したいのは、パンデミック禍の中国の対外政策が国外要因よりも国内要因によって規定されるようになった傾向である。

近年、外交よりも内政の論理が強く中国の対外行動を形作る傾向が如実になりつつあり、他国との外交関係よりも国内を意識しながら強硬な姿勢を採るようになっている。２０２０年から続くことになったパンデミック禍において、その傾向はより著しくなった。[53] したがって、そのことがパンデミック禍の中国の対豪政策にも影響を及ぼしたと想定できる。

習近平指導部が一丸となって豪州に立ち向かっているという国内向けの宣伝には、中国共産党（以下、党）や政府にとっての利点がある。

新型コロナウイルス感染症の拡大が原因となった経済成長の失速や社会的な不満の広がり、米中対立が続く中で愛国心が強まるといった国内の情勢下、党や政府の求心力を高めたいという誘因から中国は強硬な対外姿勢に傾注するようになった。[54] そして、新型コロナウイルス感染症の拡大以降、豪州は外交部の外交官や報道官による戦狼外交の標的となり、経済制裁の脅し

を受けるにとどまらず、実際にそのような措置による被害国になったのである。[55]

戦狼外交に関しては、豪州が西洋諸国の一員として中国国内で位置付けられていることに留意すべきである。政府内も含めた中国の一部には、西洋諸国に対して自国があまりにも卑屈であり、またそれらの国々からの批判に対して十分な反論を行っていないという不満がある。しかし、戦狼外交の代表格である趙立堅は、西洋諸国として見なされる豪州を厳しく批判することによってそのような不満の声に応えてインターネット上で人気を博したように、習近平指導部が求める強い対外姿勢を体現する外交部高官であった。[56]

その趙立堅による豪州への対応は、中国国内のインターネット上の世論を強く意識したものであったと言える。[57] 対外的に強固な姿勢や声高な自己主張を要求する習近平指導部の意向もあり、外交部は他国に対して強気な対応に出る必要に迫られてきた。それに加えて、インターネット上での愛国主義の高まりという潮流も無視できない所以から、そのような世論は中国の対外政策の在り方にも影響を及ぼすようになっている。これらの状況下で台頭したのが趙立堅である。中国国内向けにはウェイボー（Ｗｅｉｂｏ＝微博）、国外向けにはツイッターといったＳＮＳを活用しながら、中国を侮辱したあるいは挑発的な態度に出たと見なされた国に対して、趙立堅は辛辣な批判や皮肉を込めた揶揄を行ってきた。本章の冒頭部で記したアフガニスタン人児童に危害を加えようとしている豪州兵士に関する加工画像をめぐる２０２０年の中豪間での一件では、趙立堅によるウェイボーやツイッターでの書き込みが国内外で幅広く反響を呼び、中国のインターネット上では豪州に対する批判が強まった。その上、タカ派の論客として著名な『環球時報』の編集長であった胡錫進もそれに追随する形で豪州に対する非難をＳＮＳ上で繰り広げるようになる。趙立堅の報道官への昇進やインターネット上での人気は、中国外交とサイバー空間で高揚する愛国主義の相互作用の結実を意味し、戦狼外交は主に国内世論の勢いを受けて推進されたのである[58]。パンデミック禍の豪州に対する戦狼外交には、中国国内の社会情勢が不透明さを増す最中におけるインターネット世論の憂さ晴らしという側面もあったのであろう。

戦狼外交だけにとどまらず、中国による対豪経済制裁も国内事情に起因していた部分があると見られる。

ある国家が他国に対して経済制裁を行う動機は、一般的には相手国側に損害を与えることによって当該国の意思を変えるように強制することとされる。しかしながら、制裁を行う当該国の政治指導者が国内で自らの求心力や政権支持率を上げるために経済制裁を発動させるよう誘導する場合がある。経済制裁によって敵対国に向けて断固とした姿勢を自国民に見せ付けることにより、強い指導者像の演出が可能になり、国内で自らの支持を高める効果が期待できる。即ち、相手国に実質的な打撃を与えて外交的な譲歩を引き出すよりも、政局を優先する政治指導者が自らの人気や地位を国内で向上させることが経済制裁の目的となりうるのである[59]。

更に、経済制裁は共通の敵が存在することを自国内で幅広く知らしめ、政策面での目標の実現に向けて国民からの協力を引き出して国内統合を進めたり、社会の結束力を高めたりするための方策にもなる。当該国の政府は他国の脅威を国内で喧伝して自国民の愛国心を鼓舞しながら、その対抗策として経済制裁を正当化し、経済的な圧力をかけて相手国を犠牲にすることがある[60]。

中国政府が豪州に対して通商面での様々な制裁を実行した背景には、豪州政府への外交的な不満を表すだけではなく、国内で党や政府の求心力を高めたいという思惑もあったと見られる。

前述したが、中国政府は豪州に対して経済制裁を行ったと公式には宣言せず、かつ豪州側からどのような見返りを得たいのかを明らかにすることはなかった。明確な理由を示さず、敢えて豪州への要求を曖昧にしながら実施する制裁は中国側にとって都合が良い。なぜならば、制裁の目的が当初から不明瞭なことから、豪州が妥協または反発といった両極端のいずれかの反応を見せたとしても、中国としては豪州に懲罰を科して自国側が成果を挙げたと国内向けに強調することができる。また、その後に追加の制裁を行わず、実施済みの措置を停止するなど対豪政策を転換させることによって、しばらく時間が経ってから豪州との関係改善に着手することも容易くなる。公式な経済制裁を行っていないという建前がある以上、中国政府としては対豪制裁からどのような成果を得たのかに関する国内外向けの説明が不要となり、なおかつ対豪関係の修復に際しても国内世論を気にする必要性が薄まるのである。[61] 中国の豪州に対する経済制裁は、国内世論を意識しながら行った自国民向けのパフォーマンスとしての性格も有していたと言えるのである。

例えば、中国政府による制裁措置によって、豪州側の貿易産業に経済的な被害が及んだと中国メディアは報じている。その目的は、中国側の報復によって豪州が経済的な不利益を被っていることを国内向けに宣伝するためであろう。[62]

興味深いのが、中国政府が自国内で豪州を国民に想起させるかのような産品を制裁の対象としたことである。特に、豪州産ワインは近年の中国で売り上げを伸ばしてきたこともあり、制裁前には国別で最も多く輸入されていた。しかし、制裁後はフランス産のワインが豪州産よりも多く輸入されるようになり、中国メディアもそのことを報じている[63]。豪州産として知られている身近な輸入産品のワインを制裁の対象とすることにより、中国政府は自国民に対して豪州を罰していることを周知しようとしたと思われる[64]。

国内世論向けのパフォーマンスという目的以外にも、習近平指導部はエネルギーや食糧安全保障を重視しているが、その関連で豪州からの大麦や石炭といった物資の輸入を止めたとの見解がある。米中対立の熾烈化に備え、エネルギーや食料生産の自給自足のための態勢を整える意図から、同じ分野の豪州産の輸入品を故意に減らすことにより、中国政府がそれらの製品の国内生産の増加を促そうとしたという見方もできる[65]。

３．対豪政策決定過程に係る含蓄：習近平の個人的関与？

ここまでの分析から導出できる事柄は、戦狼外交と経済制裁を組み合わせて豪州を罰する政策に中国政府の各組織が関与したことである。中国の豪州への対応を戦狼外交という視座のみに依拠して理解することは適切ではないと言える。戦狼外交を担う外交部だけではなく、国家発展改革委員会[66]、商務部、海関などといった多数の政府機関が豪州への対応に関わってきたからである。その点は、豪州に対して強硬な態度に徹するという中国の権力構造の上層部における一貫した方針を垣間見せる。

パンデミック禍の中国の対豪政策に関わる政府組織は複数にわたることから、少なくとも国務院内では豪州に対して強圧的な姿勢を保つ意思が共有されていたのであろう。それのみならず、政府全体で豪州に圧力をかけた経過からすると、習近平も含めた党中央の最高指導部層で対豪政策の方針が定められた可能性さえある。[67]

V　第3期目の習近平指導部の対豪政策の転換

前節までの通り、2020年から中国は経済的な手段を用いながら豪州に圧力をかけるようになったが、習近平指導部の第3期目が確定した2022年10月の中国共産党第20回全国代表大会の前後の時期から、その対豪姿勢に変化が見受けられるようになった。

2022年6月、パプアニューギニアを訪問中の王毅国務委員兼外交部長が記者団との会見で中豪関係に関する見解について述べた。王毅は豪州に対する批判的な発言を交えつつも、関係改善の在り方や原則に言及した。[68]翌7月のインドネシアのバリ島におけるG20外相会談の期間中に中豪外相が開かれ、[69]9月にもニューヨークでの国連総会の際に再び外相会談が行われた。[70]11月の中豪外相電話会談の際、王毅は関係改善が双方の根本的な利益にかなうとし、両国関係を正しい軌道に戻すことについても触れている。[71]そして、同月にまず東南アジア諸国連合（ASEAN）の関連会議がカンボジアで開かれていた期間中に李克強首相とアルバニージー首相の会談がなされ、[72]続けてインドネシアでのG20首脳会議の際に習近平国家主席とアルバニージーの首脳会談も行われたのであった。[73] これらの動向が表す通り、首脳会談に応じるようになった中国が対豪関係の立て直しを本格化させたことが明瞭になる。

同年12月21日、中国の国営テレビ局である中国中央電視台（ＣＣＴＶ）は、習近平が豪州のデイヴィッド・ハーレイ（David Hurley）総督とアルバニージーに国交樹立50周年を記念する祝電を送ったことを伝え、その中で習自身が中豪関係を非常に重視していることだけではなく、両国間での全面的戦略パートナーシップの推進への意欲を示したと報道した。また、李克強も同じように祝電を送ったことが報じられた。[74] その同日は２０１８年以来となる中豪間での第６回外交戦略対話の開催日にあたり、北京での両国外相の会談後には共同声明が発表され、国交樹立50周年や中豪関係の推進を謳った。その上、二国間関係、経済や貿易、領事、気候変動問題、国防、地域及び国際的な問題といった六つの分野での政府対話に加え、民間交流の活性化なども盛り込まれたように、両国関係の修復を加速させる意向を反映した内容となった。[75]

２０２３年1月には、戦狼外交の象徴であった趙立堅が外交部内の国境海洋事務局の副局長に異動したことが判明し、趙は外交の表舞台から退くことになる。[76] ２０２３年2月に中国の商務部の王文濤部長と豪州のドン・ファレル（Don Farrell）貿易・観光相がオンライン形式で会合を開き、王がこの会合は中豪間での経済と貿易関係の正常化に向けた重要な一歩であると述べた。[77] その会合の際、中国側が環太平洋パートナーシップに関する包括的及び先進的な協定（ＣＰＴＰＰ）を念頭に置いていた可能性がある。ＣＰＴＰＰへの加盟を目指す上で豪州側の合意が必須になることも、中国が対豪関係の回復を図る一因であろう。

2023年3月のインドでのG20外相会談の際には、外交部長に就任してから初めて秦剛が中豪外相会談に臨んだように、[78] 第3期目の習近平指導部の対豪政策の調整がなされたことは確かである。

2022年の途中から豪州との関係改善に着手し始めた通り、一見すると中国は「ムチ」を取り下げて「アメ」の政策を改めて打ち出したようにも思われる。だが、次の結論部で論及する通り、深刻化する米中対立やウクライナ戦争下、両国関係が以前のように安定した状態に回帰するのは容易ではないだろう。

おわりに

本章では、SARS危機があった2003年の中豪関係の回顧も交えながら、2020年以降のパンデミック禍の中国が豪州に対してなぜ強圧的な姿勢を示威するようになったのかについて考察を進めてきた。

関連情報の取得の困難もあり、本章の主題にまつわる背後関係については不透明な部分が少なからず残ったことは否めない。それでも、パンデミック禍の中国の対豪政策が従来以上に国内要因によって規定されるようになり、そのことが中国の豪州に対する強硬な姿勢にも繋がったと言えよう。また、本章の議論は中国による他国への経済制裁[79]や中豪関係の背景を読み解く際、相手国との関係だけではなく、中国側の国内要因も考慮する必要性を示唆する。

国家能力の伸長は、中国の対豪関係に安定性ではなく、むしろ不安定性をもたらしている。

強大な経済力や軍事力を擁する中国は、急増してきたその国家能力を豪州に対する脅しのための「ムチ」として用いるようになったからである。それに加えて、国内世論や社会情勢を常時看視する中国当局は、豪州などの諸外国に対して自らの国家能力を行使する光景を対内的にも作り出してきた。

だが、豪州を脅迫した代償として、米豪同盟やＱＵＡＤの連携強化、ＡＵＫＵＳの誕生など中国の対外環境の悪化が進行している。[80] 中豪関係は米中対立とも密接に連関しているため、両国間での相克が今後更に激しくなる展開も予想される。[81] 更には、２０２２年から続くロシアによるウクライナ侵攻や米中対立もあり、豪州を含む日米欧諸国と中露との間での対立構造が鮮明になりつつある。[82] これらのことから、中豪関係の亀裂もこの先広がっていくことになろう。

そして、近年の中豪関係の事例は、中国を取り巻く国際環境や米中対立の趨勢が同国側に一層不利になっていく未来を予期させるのである。[83]

【注】

1　「Lijian Zhao」『Twitter』〈https://twitter.com/zlj517〉２０２０年11月30日（２０２１年１月16日閲覧）。趙がこのツイートを投稿した背景には、アフガニスタンに派遣されていた豪州軍の軍人が現地の民間人殺害に関与した疑いについて、豪州政府が２０２０年11月に調査報告書を公表した出来事がある。

2　豪州の対中外交や安全保障戦略については、次の文献を参照。David Fitzsimmons, *Australia's Relations with China: The Illusion of Choice, 1972-2022* (New York: Routledge, 2022).

3 「アメ」と「ムチ」の使い分けによって国家が自国に脅威を及ぼす同盟や自らの同盟国との関係に対処する際の対外行動については、泉川泰博「動態的同盟理論：分断戦略と結束戦略の相互作用と冷戦初期の米中ソ関係」『国際政治』第２０６号、２０２２年、51–66頁。

4 Weihua Liu and Yufan Hao, "Australia in China's Grand Strategy," *Asian Survey*, Vol. 54, No. 2 (2014), pp. 367-394.

5 Feng Liu, "China's Security Strategy towards East Asia," *The Chinese Journal of International Politics*, Vol. 9, No. 2 (2016), pp. 151-179.

6 泉川「動態的同盟理論」51–66頁。

7 同右、52–54頁。

8 Darren J. Lim and Victor A. Ferguson, "Informal Economic Sanctions: The Political Economy of Chinese Coercion during the THAAD Dispute," *Review of International Political Economy*, Vol. 29, Issue 5 (2022), pp. 1525-1548.

9 阪田恭代「インド太平洋時代の日米韓安全保障協力：プノンペン『三か国パートナーシップ』声明と今後の課題」『「大国間競争の時代」の朝鮮半島と秩序の行方』日本国際問題研究所、２０２３年、１５５–１６６頁。

10 Fitzsimmons, *Australia's Relations with China*, chap. 4 and 5.

11 外交部の報道官である趙立堅は、２０１７年後半から中豪関係がしばしば重大な困難に直面するようになったと述べている。「２０２１年６月23日外交部発言人趙立堅主持例行記者会」『中華人民共和国外交部』２０２１年６月23日〈https://www.fmprc.gov.cn/web/fyrbt_673021/t1886125.shtml〉（２０２１年６月25日閲覧）。

12 James Laurenceson, Thomas Pantle, Michael Zhou, "Interrogating Chinese Economic Coercion: The Australian Experience since 2017," *Security Challenges*, Vol. 16, No. 4 (2020), pp. 3-23.

13 Glenda Korporaal, "China Delivers Trade Warning amid Strain on Ties," *The Australian* (April 19, 2018), p. 2.

14 Malcom Cook, *Australia's South China Sea Challenges* (Sydney: Lowy Institute, 2021)

15 ２０２２年２月、豪州北岸のアラフラ海において、豪州空軍機の哨戒機Ｐ–８Ａが人民解放軍海軍の艦艇からレーザー照射を受けたとされる出来事があり、豪州が中国を非難したが、中国国防部はその事実を否定した。「国防部新聞発言人譚克非就中澳艦機相遇答記者問」『中華人民共和国国防部』２０２２年２月21日〈http://

www.mod.gov.cn/info/2022-02/21/content_4905437.htm〉（２０２２年５月23日閲覧）。

16 Charles Miller, "Explaining China's Strategy of Implicit Economic Coercion: Best Left Unsaid?" *Australian Journal of International Affairs*, Vo. 76, No. 5 (2022), pp. 517-518.

17 Timothy Kendall, *Within China's Orbit? China through the Eyes of the Australian Parliament* (Canberra: Department of Parliamentary Services, 2008), p.75.

18 「中国同澳大利亜的関係」『中華人民共和国外交部』２０２１年８月〈https://www.mfa.gov.cn/web/gjhdq_676201/gj_676203/dyz_681240/1206_681242/sbgx_681246/〉（２０２２年５月19日閲覧）。

19 「澳政府為中国抗撃非典提供援助」『中国青年報』２００３年５月16日〈http://zqb.cyol.com/content/2003-05/16/content_663803.htm〉（２０２２年５月18日閲覧）。

20 「李肇星与澳洲代理外長、貿易部長韦爾通電話」『人民網』２００３年５月18日〈http://43.250.236.5/GB/shizheng/3586/20030518/995312.html〉（２０２２年５月18日閲覧）。

21 「胡錦濤会見澳大利亜総理霍華徳」『中華人民共和国駐澳大利亜使館』２００３年11月21日〈https://www.mfa.gov.cn/ce/ceau//chn/zagx/t44402.htm〉（２０２２年５月18日閲覧）。

22 閻学通「非典検験中国対外関係」『清華大学国際関係研究院』２００３年５月23日〈http://www.tuiir.tsinghua.edu.cn/__local/C/EB/06/B51D6DB936C9FA5337A6C088B85_B36FE5E0_43049.pdf?e=.pdf〉（２０２２年８月23日閲覧）。

23 中華人民共和国外交部政策研究室主編『中国外交２００４年版』世界知識出版社、２００４年、69頁。

24 Liu and Hao, "Australia in China's Grand Strategy," p. 383.

25 Michael S. Chase and Jennifer D. P. Moroney, *Regional Responses to U.S.-China Competition in the Indo-Pacific: Australia and New Zealand* (Santa Monica: RAND, 2020).

26 佐竹知彦『日豪の安全保障協力：「距離の専制」を越えて』勁草書房、２０２２年、第７章。

27 Fitzsimmons, Australia's Relations with China, chap. 8.

28 Jonathan Kearsley, Eryk Bagshaw and Anthony Galloway, "'If you Make China the Enemy, China will Be the Enemy': Beijing's Fresh Threat to Australia," *The Sydney Morning Herald* (November 18, 2020): https://www.smh.com.au/world/asia/if-you-make-china-the-enemy-china-will-be-the-enemy-beijing-s-fresh-threat-to-australia-20201118-p56fqs.

html?utm_medium=Social&utm_source=Twitter#Echobox=1605683701（２０２１年６月24日閲覧）。

29 “Statement on Malicious Cyber Activity against Australian Networks,” *Prime Minister of Australia* (June 19, 2020): https://www.pm.gov.au/media/statement-malicious-cyber-activity-against-australian-networks（２０２１年６月24日閲覧）。

30 「２０２１年２月８日外交部発言人汪文斌主持例行記者会」『中華人民共和国外交部』２０２１年２月８日〈https://www.fmprc.gov.cn/web/fyrbt_673021/t1852395.shtml〉（２０２１年６月25日閲覧）。

31 Victor Ferguson and Darren J. Lim, “Economic Power and Vulnerability in Sino-Australian Relations,” in Linda Jaivin, Jane Golley, and Sharon Strange (eds.), *China Story Yearbook: Crisis* (Canberra: ANU Press, 2021), pp. 259-280.

32 「文化和旅游部：切勿前往澳大利亜旅游」『新華網』２０２０年６月５日〈http://www.xinhuanet.com/2020-06/05/c_1126080151.htm〉（２０２１年６月24日閲覧）。

33 「教育部発布２０２１年第１号留学預警」『中華人民共和国教育部』２０２１年２月５日〈http://www.moe.gov.cn/jyb_xwfb/gzdt_gzdt/s5987/202102/t20210205_512666.html〉（２０２１年６月25日閲覧）。

34 「国家発展改革委関于無限期暫停中澳戦略経済対話機制下一切活動的声明」『中華人民共和国国家発展和改革委員会』２０２１年５月６日〈https://www.ndrc.gov.cn/xwdt/xwfb/202105/t20210506_1279171.html〉（２０２１年５月７日閲覧）。

35 「中国在世貿組織起訴澳大利亜相関反傾銷和反補貼措施」『中華人民共和国商務部』２０２１年６月24日〈http://www.mofcom.gov.cn/article/ae/ai/202106/20210603161215.shtml〉（２０２１年７月２日閲覧）。

36 “China: Economic Partner or Security Threat,” *Lowy Institute* (June 22, 2021): https://poll.lowyinstitute.org/charts/china-economic-partner-or-security-threat/（２０２１年６月24日閲覧）。

37 ２０２２年４月にモリソン首相は、ソロモン諸島における中国の軍事基地建設は豪州と米国にとっての「レッドライン」になろうと警告した。Georgia Hitch, “Scott Morrison Says Chinese Military Base in Solomon Islands would Be ‘Red Line’ for Australia, US,” *ABC* (April 24, 2022): https://www.abc.net.au/news/2022-04-24/scott-morrison-china-naval-base-solomon-islands-red-line/101011710（２０２２年５月25日閲覧）。

38 「日米豪印首脳会合」『外務省』２０２２年５月24日〈https://www.mofa.go.jp/mofaj/fp/nsp/page1_001186.html〉

（２０２２年５月25日閲覧）。

39 例えば、豪州は２０２２年５月の日米首脳会談の際に創設が発表された中国を強く意識した米国主導のインド太平洋経済枠組み（ＩＰＥＦ）への参加を表明した。"Launch of the Indo-Pacific Economic Framework for Prosperity (IPEF): Joint Statement," *Department of Foreign Affairs and Trade* (May 23, 2022): https://www.dfat.gov.au/news/media-release/launch-indo-pacific-economic-framework-prosperity-ipef-joint-statement（２０２２年９月９日閲覧）。

40 「李克強向澳大利亜新任総理阿爾巴尼斯致賀電」『人民日報』２０２２年５月24日、２頁。ただし、国家主席である習近平が他国の首相就任の際に祝電を送る事例があることに鑑みると、首相である李克強では格が下がることになる。また、『人民日報』の李克強による祝電の記事も1面ではなく2面に掲載されたことから、中国側の豪州に対する姿勢が豪州における政権交代によって大きく転換した訳ではないという意思表示としても解釈できる。

41 南太平洋諸国への歴訪に際して王毅が最初に訪れた国は、２０２２年４月に中国と安全保障協定を結んだことが明らかになったソロモン諸島であった。「王毅同所羅門群島外長馬内莱挙行会談」『中華人民共和国外交部』２０２２年５月26日〈https://www.fmprc.gov.cn/web/wjbzhd/202205/t20220526_10692964.shtml〉（２０２２年５月26日閲覧）。

42 "Visit to Fiji," *Minister for Foreign Affairs* (May 25, 2022): https://www.foreignminister.gov.au/minister/penny-wong/media-release/visit-fiji（２０２２年８月23日閲覧）。

43 ２０２２年６月、日本、豪州、米国、英国、ニュージーランドが南太平洋地域の域内諸国との協力を行うための「ブルーパシフィックにおけるパートナー（Partners in the Blue Pacific）」の枠組みの実務者会合が初めて米国で開かれ、９月には域内諸国の政府高官も参席した外相会合が行われた。豪州は南太平洋地域における中国を意識した取り組みを強化しており、日米豪などの陣営と中国の間での同地域をめぐる駆け引きが激しくなっている。Bruce Jones, *Temperatures Rising*: The Struggle for Bases and Access in the Pacific Islands (Washington D.C.: Brookings Institution, 2023).

44 中華人民共和国外交部政策規画室主編『中国外交２０２１年版』世界知識出版社、２０２１年、76頁。

45 Ferguson and Lim, “Economic Power and Vulnerability in Sino-Australian Relations,” p. 273.

46 Miller, “Explaining China's Strategy of Implicit Economic Coercion,” p. 518.

47 なお、豪州産の石炭輸入を止めた結果、中国国内で需給が逼迫して石炭の価格高騰に繋がった上、代替としてロシアからの輸入を増やしたものの不足分を十分には賄いきれなかったと分析されている。竹原美佳「中国のエネルギー政策における『緩和』と『適応』」『アナリシス』Vol.55, No.5, 独立行政法人石油天然ガス・金属鉱物資源機構、２０２１年、９頁。

48 竹原美佳『中国、ＬＮＧ長期契約ラッシュとエネルギー14次5か年計画に見る天然ガスサプライチェーン強化戦略』独立行政法人石油天然ガス・金属鉱物資源機構、２０２２年、5-6頁。

49 中国側が自軍の死者数が４人であることを公表したのは翌年の2月であり、そのことを伝えた『解放軍報』の記事はインドへの言及もしていない。本報評論員「唱響英雄壮歌奮力強軍打贏」『解放軍報』２０２１年2月19日、1頁。

50 ２０２０年6月のこの事件直後の『環球時報』の社説は、インド側とは違って中国が国境衝突による死傷者数を公表しない理由として、もしその数が明らかになれば両国の世論が相互の死傷者数を比較することに繋がり、対立が情緒的なものになる恐れがあることから、そのような事態を防ぐことを挙げている。「社評：印度須走出対辺境局勢的両個誤判」『環球網』２０２０年6月16日〈https://opinion.huanqiu.com/article/3ygDO8tnCOo〉（２０２１年6月25日閲覧）。

51 中国が他国に経済制裁を含めた強要（coercion）を行う際、相手国への圧力に伴う地政学的リスク（例えば当該国が第三国との同盟を深めて中国に対抗する反応）や自国側への経済的な損失を予め考慮することが指摘されている。Ketian Zhang, “Cautious Bully: Reputation, Resolve, and Beijing's Use of Coercion in the South China Sea,” *International Security*, Vol. 44, No. 1 (2019), pp. 117-159.

52 国際システムの在り方を階層的に捉える中国は、自らを大国として自負する。他方、豪州も含めた中級国家の諸国との関係の重要性を認めつつも、それらの国々は自らよりも下位に位置する存在として中国は捉えてきた。Bruce Gilley, “China's Discovery of Middle Powers,” in Bruce Gilley and Andrew O'Neil (eds.), *Middle Powers and the Rise of China* (Washington D. C.: Georgetown University Press, 2014), pp. 45-62.

53 井上一郎「新型肺炎感染拡大下における中国対外行動の論理」『笹川平和財団』２０２０年6月5日〈https://

www.spf.org/spf-china-observer/document-detail033.html〉（２０２１年６月24日閲覧）。

54 同右。

55 山口信治「中国の戦う外交官の台頭?」『ＮＩＤＳコメンタリー』第１１６号、２０２０年、２頁。

56 Richard McGregor, "On China, Australia is Left Counting the Cost," *Lowy Institute* (December 4, 2020): https://www.lowyinstitute.org/publications/china-australia-left-counting-cost（２０２１年７月23日閲覧）。

57 習近平指導部は国内メディアへの統制を強めながらも、官製の愛国主義と表現できるタカ派的で愛国的な世論を形成するように促し、それを他国に圧力をかけるための手段として用いてきた。西本紫乃「中国社会のナショナリズムの現状とそれに対する党・政府の統制能力：中国の愛国世論台頭の諸要因と習近平政権のメディア政策」『中国の対外政策と諸外国の対中政策』日本国際問題研究所、２０２０年、71–82頁。

58 Jonathan Sullivan and Weixiang Wang, "China's "Wolf Warrior Diplomacy": The Interaction of Formal Diplomacy and Cyber-Nationalism," *Journal of Current Chinese Affairs* (2022), pp. 12-14.

59 Taehee Whang, "Playing to the Home Crowd? Symbolic Use of Economic Sanctions in the United States," *International Studies Quarterly*, Vol. 55, No. 3 (2011), pp. 787-801.

60 鈴木一人「検証エコノミック・ステイトクラフト」『国際政治』第２０５号、２０２２年、４頁。

61 Miller, "Explaining China's Strategy of Implicit Economic Coercion," pp. 517-518.

62 「竜蝦、紅酒、大麦……要与中国切割的澳大利亜，這些産業遭殃了!」『中国新聞網』２０２１年４月27日〈https://www.chinanews.com/gj/2021/04-27/9465233.shtml〉（２０２１年９月22日閲覧）、鞠峰「鉄鉱石跌破１００美元，澳大利亜『武器』反成中国『棋子』?」『観察者網』２０２１年９月23日〈https://www.guancha.cn/internation/2021_09_23_608265.shtml〉（２０２１年９月27日閲覧）。

63 倪浩「澳大利亜現在輸得『惨不忍睹』，法国重新奪回中国進口葡萄酒第一名」『環球網』２０２１年６月22日〈https://world.huanqiu.com/article/43drHFf5B16〉（２０２２年３月７日閲覧）。

64 ＴＨＡＡＤ問題を受けて韓国に対して事実上の経済制裁を実施した際、中国政府は自国内においても広く知られている韓国を象徴する企業や産業分野を故意に標的にしたと指摘されている。ＴＨＡＡＤ配備用に敷地を提供したロッテグループへの圧力、中国人観光客による韓国への団体旅行の制限措置、あるいは音楽や映画などの韓国文化の国内規制を行うことにより、同問題をめぐって中国政府が韓国に対抗する姿を国内向けに見せつける思惑があったと考えられる。Lim and Ferguson, "Informal Economic Sanctions," pp. 1533-1535.

65 Ferguson and Lim, "Economic Power and Vulnerability in Sino-Australian Relations," p. 272.

66 ２０２０年からの中国の豪州に対する経済制裁に関しては、国家発展改革委員会がその措置を指揮したとの分析がある。Scott Waldron, Darren J. Lim, and Victor Ferguson, "Exploring the Domestic Foundations of Chinese Economic Sanctions: The Case of Australia," *China Brief* Vol. 22, Issue 18 (October 4, 2022), p. 8.

67 ２０１９年７月、習近平のいとこにあたり豪州の市民権を有する斉明が資金洗浄や組織犯罪に関わった容疑のため、豪州当局による取り調べを受けたとの報道があった。Philip Wen and Chun Han Wong, "Chinese President Xi Jinping's Cousin Draws Scrutiny of Australian Authorities," *The Wall Street Journal* (July 30, 2019): https://www.wsj.com/articles/chinese-presidents-cousin-draws-scrutiny-of-australian-authorities-11564500031（２０２２年５月26日閲覧）。もし実際に親戚である斉が豪州で取り調べを受けていた場合、習近平自身が対豪関係に注意を払うようになったこともありうる。なお、中国で取材活動を行っていたこの記事を報道した記者に対し、中国政府が記者証の更新を拒否したため、その後同記者は事実上の国外退去処分となった。

68 「王毅：改善中澳関係没有『自働駕駛』模式、重啓中澳関係需要切実行働」『中華人民共和国外交部』２０２２年６月３日〈https://www.mfa.gov.cn/web/gjhdq_676201/gj_676203/dyz_681240/1206_681242/xgxw_681248/202206/t20220603_10698439.shtml〉（２０２３年３月10日閲覧）。

69 「王毅会見澳大利亜外長黄英賢」『中華人民共和国外交部』２０２２年７月９日〈https://www.mfa.gov.cn/web/gjhdq_676201/gj_676203/dyz_681240/1206_681242/xgxw_681248/202207/t20220709_10718039.shtml〉（２０２３年３月29日閲覧）。

70 「王毅会見澳大利亜外長黄英賢」『中華人民共和国外交部』２０２２年９月24日〈https://www.mfa.gov.cn/web/gjhdq_676201/gj_676203/dyz_681240/1206_681242/xgxw_681248/202209/t20220924_10770884.shtml〉（２０２３年３月29日閲覧）。

71 「王毅同澳大利亜外長黄英賢通電話」『人民日報』２０２２年11月９日、３頁。

72 「李克強在出席東亜合作領導人系列会議期間同澳大利亜総理阿爾巴尼斯会面交談」『人民日報』２０２２年11月14日、２頁。

73 「習近平会見澳大利亜総理阿爾巴尼斯」『人民日報』２０２２年11月16日、３頁。

74 「習近平同澳大利亜総督和総理就中澳建交50周年互致賀電」『央視網』２０２２年12月21日〈https://news.cctv.com/2022/12/21/ARTIdSuwDAMs7jxyXUsa4GfZ221221.shtml〉（２０２３年３月10日閲覧）。

75 「中澳外交与戦略対話成果聯合声明（２０２２年12月21日）」『人民日報』２０２２年12月22日、３頁。

76 「辺界与海洋事務司」『中華人民共和国外交部』〈https://www.mfa.gov.cn/web/wjb_673085/zzjg_673183/bjhysws_674671/〉（２０２３年３月21日閲覧）。

77 「商務部部長王文濤与澳大利亜貿易部長法瑞爾挙行視頻会談」『中華人民共和国商務部』２０２３年２月６日〈http://www.mofcom.gov.cn/article/syxwfb/202302/20230203382914.shtml〉（２０２３年３月21日閲覧）。

78 「秦剛同澳大利亜外長黄英賢会見」『中華人民共和国外交部』２０２３年３月２日〈https://www.mfa.gov.cn/web/gjhdq_676201/gj_676203/dyz_681240/1206_681242/xgxw_681248/202303/t20230302_11034385.shtml〉（２０２３年３月10日閲覧）。

79 中国の他国に対する経済制裁と国内外要因の連動については、張雲「中国の強制的エコノミック・ステイトクラフト：レアアース資源外交を中心に」『国際政治』第２０５号、２０２２年、77－93頁。

80 Miller, "Explaining China's Strategy of Implicit Economic Coercion," pp. 517-518.

81 米中対立が激化すればするほど、豪州は構造的にその対立に巻き込まれていくと言える。John J. Mearsheimer, "The Gathering Storm: China's Challenge to US Power in Asia," *The Chinese Journal of International Politics*, Vol. 3, Issue 4 (2010), pp. 381-396.

82 佐竹知彦「ウクライナ戦争と豪州：民主主義 vs.『専制』の弧」増田雅之編著『ウクライナ戦争の衝撃』インターブックス、２０２２年、77－91頁。

83 数多くの他国との関係悪化もあって対外環境が厳しさを増していることから、中国の「孤独な台頭国（lonely rising power）」としての特徴が近年顕著になっており、米中対立において米国の方が中国に対して優位に立ちつつあると筆者は見る。山﨑周「同盟理論における結束戦略から見た中朝関係と米国：米中対立の将来的展望への示唆」『防衛学研究』第68号、２０２３年、１１３－１３２頁。

≪編著者紹介≫

加茂 具樹（かも・ともき）……【第１章】

慶應義塾大学総合政策学部卒業

慶應義塾大学大学院政策・メディア研究科博士課程修了（2003 年）

博士（政策・メディア）

現在　慶應義塾大学総合政策学部長、教授

著書・論文

『中国 改革開放への転換――「一九七八年」を越えて』（共編著：慶應義塾大学出版会、2011 年）

『北京コンセンサス 中国流が世界を動かす？』（共著：岩波書店、2011 年）

『党国体制の現在 社会の変容と中国共産党の適応』（共編著：慶應義塾大学出版会、2012 年）

『はじめて出会う中国』（共著：有斐閣、2013 年）

『新版 5 分野から読み解く現代中国――歴史政治経済社会外交史』（共著：晃洋書房、2016 年）

『中国対外行動の源泉」（編著：慶應義塾大学出版会、2017 年）

『「大国」としての中国 ――どのように台頭し、どこにゆくのか』（編著：一藝社、2017 年）

『十年後の中国―― 不安全感のなかの大国』（単著：一藝社、2021 年）

『中国は「力」をどう使うのか――支配と発展の持続と増大するパワー』（編著：一藝社、2023 年）

≪執筆者紹介≫

林 載桓（イム・ジェファン）……………………………………………………………………【第２章】

ソウル大学社会科学部卒業、東京大学大学院法学政治学研究科 博士課程修了
現在　青山学院大学国際政治経済学部教授
専攻（専門）　現代中国政治、比較政治経済
著書・論文
『現代中国の政治制度：時間の政治と共産党統治』（共編、慶應義塾大学出版会、2018 年）
“Catching the Political Leader' s Signal: Economic Policy Uncertainty and Firm Investment in China” (共著 , China Economic Review, 2023)
“Policy Agenda and Trajectory of the Xi Jinping Administration: Textual Evidence from 2012 to 2021” (共著 , RIETI Policy Discussion Paper Series, 2023)
“Explaining Military Reforms Under Xi Jinping: Military Effectiveness, Power Consolidation, and Party-Military Relations in China” (Journal of Contemporary East Asia, 2022)　　ほか多数

井上 一郎（いのうえ・いちろう）……………………………………………………………【第３章】

関西学院大学法学部法律学科卒業
タフツ大学フレッチャー法律外交大学院修了（MA，2005 年／ MALD，2011 年）
外務省入省（1986 年）
在中国日本大使館一等書記官
アジア大洋州局中国課課長補佐
現在　関西学院大学総合政策学部教授
専攻（専門）　中国外交、東アジアの国際関係
著書
「政権交代における中国外交の変化と継続性－江沢民政権との比較における胡錦濤政権の対日政策」『国際政治』第 177 号（日本国際政治学会、2014 年 10 月）
「グローバル化時代の中国外交部」『アジア研究』64 巻 4 号（アジア政経学会、2018 年 10 月）
「中国外交政策決定メカニズムの制度的発展」『問題と研究』第 48 巻 4 号（台湾国立政治大学国際関係研究センター、2019 年 12 月）　　ほか多数

江口 伸吾（えぐち・しんご）……【第4章】

成蹊大学法学部卒業
成蹊大学大学院法学政治学研究科博士前期課程修了（1995年）
成蹊大学大学院法学政治学研究科博士後期課程単位取得満期退学（2000年）
博士（政治学）（成蹊大学、2004年）
現在　南山大学外国語学部教授
専攻（専門）　現代中国政治、政治社会学
著書・論文
『日中関係史 1972-2012　I 政治』（共著：東京大学出版会、2012年）
『中国がつくる国際秩序』（共著：ミネルヴァ書房、2013年）
『変動期の国際秩序とグローバル・アクター中国―外交・内政・歴史』（共編著：国際書院、2018年）
『現代中国の社会ガバナンス―政治統合の社会的基盤をめぐって』（単著：国際書院、2021年）
「基層社会における社会ガバナンスのイノベーションと国家・社会関係―「グリッド管理」にみられるガバナンスの諸相」（『中国21』Vol. 57、2022年11月）　ほか多数

渡辺 直土（わたなべ・なおと）……【第5章】

東京外国語大学外国語学部卒業
大阪外国語大学大学院言語社会研究科博士前期課程修了（2001年）
大阪外国語大学大学院言語社会研究科博士後期課程修了（2004年）
博士（学術）（大阪外国語大学）
現在　熊本大学大学院人文社会科学研究部（文学系）准教授
専攻（専門）　現代中国政治
著書・論文
『現代中国の社会変容と国際関係』（共著：汲古書院、2008年）
『変容する中国・国家発展改革委員会』（共著：アジア経済研究所、2015年）
「2012年重慶事件をめぐる日本の新聞の報道状況に関する分析」（『東アジア研究』22号・23号、2018年）
「中国・中央全面深化改革領導小組の機能と党政関係」（『中国研究月報』73巻12号、2019年）
「習近平政権における「政治体制改革」―特集 建党100年と「社会主義」中国のゆくえ」（『現代中国』96号、2022年）　ほか多数

飯田 将史（いいだ・まさふみ）……………………………………………………【第６章】

慶應義塾大学総合政策学部卒業
慶應義塾大学大学院政策・メディア研究科修士課程修了（1996 年）
スタンフォード大学東アジア研究修士課程修了（2005 年）
現在　防衛省防衛研究所理論研究部長
専攻（専門）　中国の外交・安全保障、インド太平洋の国際関係
著書・論文
『中国　改革開放への転換――「一九七八年」を越えて』（共編：慶應義塾大学出版会、2011 年）
『海洋へ膨張する中国――強硬化する共産党と人民解放軍』（角川マガジンズ〔SSC 新書〕、2013 年）
『チャイナ・リスク』（共著：岩波書店、2015 年）
『習近平「新時代」の中国』（共著：アジア経済研究所、2019 年）
「南シナ海をめぐる米中対立の行方」（『東亜』2021 年 2 月号）　ほか多数

山﨑 周（やまざき・あまね）……………………………………………………【第７章】

青山学院大学国際政治経済学部卒業
青山学院大学大学院国際政治経済学研究科国際政治学専攻修士課程修了 (2014 年)
青山学院大学大学院国際政治経済学研究科国際政治学専攻博士後期課程修了 (2020 年)
現在　東洋大学国際学部国際地域学科准教授
専攻（専門）　国際関係論、中国の外交・安全保障政策、アジア／インド太平洋地域
著書・論文
「インド太平洋地域における『機軸国家』の重要性と中国――日本及びインドネシアとの関係を事例として」『国際関係研究』第 3 号（2023 年）
「中国―― R2P をめぐる欧米諸国との摩擦の予兆」西海洋志、中内政貴、中村長史、小松志朗編著『地域から読み解く「保護する責任」――普遍的な理念の多様な実践に向けて』（共著：聖学院大学出版会、2023 年）
「同盟理論における結束戦略から見た中朝関係と米国要因――米中対立の将来的展望への示唆」『防衛学研究』第 68 号（2023 年）　ほか多数

感染症と国家能力
中国は新型コロナウイルス感染症とどう向き合ったのか

2025年4月18日　初版第1刷発行

編著者　加茂具樹

発行者　小野道子

発行所　株式会社 一藝社
〒160-0014 東京都新宿区内藤町 1-6
Tel. 03-5312-8890　Fax. 03-5312-8895
E-mail : info@ichigeisha.co.jp
HP : http://www.ichigeisha.co.jp
振替　東京 00180-5-350802
印刷・製本　株式会社丸井工文社

装幀／E. P. Design

ISBN 978-4-86359-274-2 C3036